临床CT.MRI影像诊断学

纪明友 ◎著

吉林科学技术出版社

图书在版编目（CIP）数据

　　临床CT.MRI影像诊断学/ 纪明友著. -- 长春 :吉
林科学技术出版社, 2019.8
　　ISBN 978-7-5578-5954-1

　　Ⅰ.①临… Ⅱ.①纪… Ⅲ.①计算机X线扫描体层摄
影–诊断学②核磁共振成象–诊断学 Ⅳ.①R814.42②
R445.2

　　中国版本图书馆CIP数据核字(2019)第159949号

临床CT.MRI影像诊断学
LINCHUANG CT MRI YINGXIANG ZHENDUANXUE

出 版 人　李　梁
责任编辑　李　征　李红梅
书籍装帧　山东道克图文快印有限公司
封面设计　山东道克图文快印有限公司
开　　本　787mm × 1092mm　1/16
字　　数　219千字
印　　张　9.5
印　　数　3000册
版　　次　2019年8月第1版
印　　次　2019年8月第1次印刷

出　　版　吉林科学技术出版社
发　　行　吉林科学技术出版社
地　　址　长春市福祉大路5788号出版集团A座
邮　　编　130000
发行部电话/传真　0431-81629529　81629530　81629531
　　　　　　　　　　81629532　81629533　81629534

储运部电话　0431-86059116
编辑部电话　0431-81629508
网　　址　http://www.jlstp.net
印　　刷　山东道克图文快印有限公司

书　　号　ISBN 978-7-5578-5954-1
定　　价　98.00元

前　言

　　近年来,由于计算机等工程技术和自然科学理论的渗透及技术交叉,促使医学影像学这一新兴学科得以飞速发展,新技术、新设备的不断涌现,使得医学影像学在临床应用中总结了大量丰富的诊疗经验。

　　本书共五章,包括呼吸系统影像、循环系统影像、消化系统影像、生殖泌尿系统影像、骨骼肌肉系统影像等内容,全书以各种疾病的病埋和病理解剖学为主要骨架,集检查方法与诊断技术为一体,重点剖析了医学影像学的表现特征。此外,书中阐述的疾病分析方法和穿插的影像学图像,可以帮助读者快速建立正确的读片方法和分析思路。希望本书的出版,可以对临床医师的实践工作有所帮助。

　　由于编写经验不足,加之编写时间有限,书中若出现不当之处,还望广大读者提出宝贵的修改意见。

编　者

目　　录

第一章 呼吸系统影像

第一节 气管、支气管疾病

一、慢性支气管炎

慢性支气管炎是由于感染或非感染因素引起气管、支气管黏膜及其周围组织的慢性非特异性炎症。本病临床诊断标准是:慢性、进行性咳嗽连续 2 年以上,每年连续咳痰、咳嗽至少 3 个月;排除具有咳嗽、咳痰、喘息症状的其他疾病(如肺结核、肺尘埃沉着病、肺脓肿、心脏病、心功能不全、支气管扩张、支气管喘息及慢性鼻咽疾病等)。本病尤以老年人多见,随着病程迁延和病情发展,多数患者并发慢性阻塞性肺气肿、肺大疱、炎症甚至继发肺源性心脏病。影像学检查的目的是排除心、肺等其他疾病及发现并发症,CT/HRCT 检查主要用于肺间质性及弥漫性病变的鉴别诊断及除外肺癌。

【病理与临床】

其病理特点是支气管腺体增生、黏液分泌增多。患者因支气管黏膜受炎症的刺激及分泌的黏液增多而出现咳嗽、咳痰的症状。痰液一般为白色黏液泡沫状,在急性发作期,咳嗽加剧,并出现黏液脓性或脓性痰。支气管的痉挛或狭窄及黏液和渗出物阻塞管腔常致喘息。双肺听诊可闻及哮鸣音,干、湿性啰音。某些患者可因支气管黏膜和腺体萎缩(慢性萎缩性气管炎),分泌物减少而痰量减少或无痰。小气道的狭窄和阻塞可致阻塞性通气障碍,此时呼气阻力的增加大于吸气,久之,使肺过度充气,肺残气量明显增多而并发肺气肿。临床出现有连续 2 年以上,每持续 3 个月以上的咳嗽、咳痰或气喘等症状。早期症状轻微,多在冬季发作,春暖后缓解;晚期炎症加重,症状长年存在,不分季节。疾病进展又可并发阻塞性肺气肿、支气管肺炎、支气管扩张、间质纤维化、肺源性心脏病等并发症,严重影响劳动和健康。

【影像学表现】

1. X 线

慢性支气管炎的 X 线表现尤特异性。即使临床已确诊者,其胸部 X 线平片也可以正常。常见的异常征象如下:

(1)肺纹理改变:由于支气管,特别是小支气管壁的慢性炎症、增厚、分泌物增加及炎性渗出,支气管周围慢性炎症及纤维化等病理改变,导致两肺纹理增多、增粗、扭曲以及边缘模糊,可以呈网状或条索状,以两下肺为重。

(2)轨道征:有时沿支气管走行方向见到互相平行的线状结构(增厚的支气管壁)形成管状透亮影,此即"轨道征",多见于右下肺心缘旁。

(3)剑鞘状气管:此系气管软骨前弓狭窄致胸内段气管呈剑鞘状,其冠状径变小不足同层面气管矢状径的 2/3,管壁无增厚,但可见气管软骨钙化;上述所见是慢支患者(尤其有吸烟史者)常见的 X 线表现。

（4）并发症：慢性支气管炎常伴发多种并发症。

①肺内急、慢性炎症：表现为两肺内多发斑片状影，以下肺多见；右中叶慢性炎症致肺叶实变、体积缩小——瘢痕性肺不张（边缘性中叶综合征）。

②阻塞性肺气肿：是慢性支气管炎常见并发症，病变蔓延至细支气管和肺泡壁，致终末细支气管远端气腔过度充气，并伴有气腔膨胀、破裂。X 线表现为肺容积增大和肺野透亮度变化。前者可有肋骨前段趋于水平、肋间增宽、膈低平或呈波浪状，心脏呈垂位型，胸廓前后径和横径增大形成桶状胸；后者是在肺容积增大的基础上出现肺野透亮度增加、肺血管纹理变细，更重要的是呼、吸气两相肺野透亮度变化不大及横膈运动幅度减小（图 1-1）。

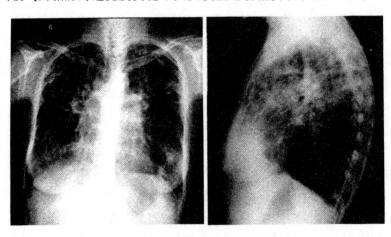

图1-1　慢性支气管炎伴肺心病、肺纤维化

X 线平片，双肺纹理增多、增粗、紊乱，且见广泛纤维条索状影，心影呈梨形，肺动脉段凸出，双膈如常

③肺大疱：又称泡性肺气肿或称气肿性大疱，见于严重的肺气肿患者；是许多肺泡膨胀破裂并互相融合所形成的薄壁空腔，空腔直径＞1cm，大者可占据一侧胸腔，可单发亦可多发；大疱壁由其周围被压缩的肺组织构成，壁薄如毛发状恒定可见，厚度＜1mm；合并感染后肺大疱内可出现气-液平面。肺大疱可以独立存在，大疱破裂可形成自发性气胸。

④支气管扩张：引起继发性支气管扩张的基本因素是支气管-肺的反复感染和支气管阻塞，两者互为因果。所以慢支可合并有支气管扩张，如细支气管扩张表现为支气管末端小囊状扩大。

⑤肺动脉高压及肺源性心脏病（肺心病）：肺心病是慢支并发阻塞性肺气肿的必然结果；X 线表现为右下肺动脉干扩张、横径≥15mm，肺动脉段明显突出，肺动脉的外围分支细小，称"肺门残根"或"肺门截断"，右心室增大（图 1-2）。

2.CT

本病 X 线与 CT 表现的病理基础相同，其影像学表现也基本一致，只是 CT 横断面影像显示慢支的各种影像学征象较 X 线平片更准确可靠。

（1）支气管改变：支气管管壁增厚，当支气管走行方向与 CT 扫描平面平行时可见到互相平行的线状结构（炎性增厚的支气管壁）形成管状透亮影，此即"轨道征"，以两下肺多见；当支气管走行方向与 CT 扫描平面垂直或近似垂直时，则显示支气管断面影像，因管壁增厚则显示

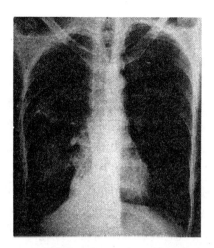

图1-2 慢性支气管炎、肺气肿并发感染
双肺纹理粗乱,肺野透亮度增加,膈肌低平,肋间隙增宽,右肺斑片状影,边缘模糊

厚壁小环形影,邻近尚有肺动脉分支影伴行,MSCT/MPR 有可能显示纵行走向的"轨道征";因支气管黏膜肿胀、管腔内充盈大量分泌物不易排出,则可在下肺野显示条状或棒状影(近似水平方向走行支气管)或点状高密度影(近似垂直方向走行支气管),亦可能提示一定程度的支气管扩张存在;有时可见明确的支气管扩张影像,表现为厚壁环形影,管腔直径大丁伴行的肺动脉分支直径,多在中、内带出现,提示 3~4 级支气管扩张。

(2)剑鞘状气管:胸内段气管呈剑鞘状,其冠状径变小不足同层面气管矢状径的 2/3,或气管指数(冠状径与矢状径之比)≤0.5;气管管壁无增厚,前部呈弓形狭窄,两侧壁内陷、后壁前突,气管横断面积减小;可见气管软骨钙化;胸廓入口平面以上气管正常。

(3)阻塞性肺气肿:肺气肿是指终末细支气管远端气腔的持久性异常增大,伴有壁的破坏而无明显纤维化者;临床上主要见于慢性支气管炎病例。病理及影像学上可分为:小叶中心型肺气肿、全小叶型肺气肿及间隔旁型肺气肿。CT 发现肺气肿较 X 线平片更为敏感,对早期肺气肿的检出和分类较 X 线平片更为准确。HRCT 确定轻度肺气肿优于肺功能检查,对于诊断小叶中心型肺气肿有较高的价值。

(4)肺大疱(泡性肺气肿或称气肿性大疱):肺大疱通常位于胸膜下区或接近肺表面。胸膜下肺大疱是间隔旁型肺气肿的一种表现形式,经常多发,还可与全小叶型或小叶中心型肺气肿共存。肺大疱内可有纤细的间隔,合并感染时可见气-液平面,大泡破裂是自发性气胸的原因,CT 检查可发现 X 线平片难以发现的少量气胸。肺大疱可以独立存在,但多数是肺气肿或肺纤维化末期的组成成分。

(5)肺内急、慢性炎症:CT 显示肺内炎症病变优于平片。右中叶是慢性炎症好发部位,常有肺叶实变、体积缩小等变化,特称为瘢痕性肺不张(边缘性中叶综合征)。

(6)肺间质纤维化:慢性支气管炎合并肺间质纤维化,CT 表现为蜂窝状和网线状影及支气管扩张影像,往往位于肺外围的"皮质部"。

(7)肺动脉高压:CT 可清楚显示中心肺动脉显著扩张,右下肺动脉干横径≥15mm,肺中内带肺动脉增粗、扭曲,肺动脉的外围分支细小,称"肺门残根"或"肺门截断"。

【鉴别诊断】

慢性支气管炎的主要病理改变是支气管壁的慢性炎症,病变蔓延至细支气管和肺泡壁,形成肺组织结构的破坏或纤维组织增生,进而发生阻塞性肺气肿和间质纤维化。慢性支气管炎的 X 线平片表现无特异性。CT/HRCT 显示:支气管管壁增厚——"轨道征",以两下肺多见;3～4 级支气管扩张多在下肺野中、内带出现;剑鞘状气管;阻塞性肺气肿、肺大疱;慢性支气管炎合并肺间质纤维化,表现为蜂窝状和网线状影及支气管扩张影像,往往位于肺外围;肺动脉高压形成"肺门残根"征象。上述征象是慢性支气管炎影像学诊断及鉴别诊断要点。

1.寻常型间质性肺炎-特发性肺纤维化(UIP/IPF)

IPF 患者在开胸或经胸腔镜肺活组织检查的组织学标本上表现为 UIP。

网状及蜂窝囊肿影、牵拉性支气管、细支气管扩张等为 IPF 常见的影像学表现,并以下肺野外带胸膜下区分布为主。慢性支气管炎合并肺间质纤维化时,亦可出现蜂窝状、网线状及支气管扩张征象,多位于肺外围,两者影像学表现类似,应注意鉴别。

UIP/IPF 患者可有细支气管扩张,其直径约为 1mm,HRCT 显示为微细蜂窝状影;此外,UIP/IPF 患者还可见粗糙胸膜面或胸膜下浸润,支气管壁增厚及肺血管不规则增粗等支气管血管束间质纤维性增厚改变,主要分布在肺外围,也可见于肺中央部。

一般认为,位于下叶的蜂窝囊肿影和位于上叶的线状影是鉴别 IPF 和其他临床与之相似者最可靠的征象。除蜂窝囊肿外,UIP/IPF 患者不具备慢性支气管炎的其他影像学表现。

UIP/IPF 患者发病高峰年龄为 40～60 岁,以劳累性气喘、干咳及进行性加重的呼吸困难为最常见的症状。肺功能检查几乎总是显示特征性的限制性通气功能障碍和(或)气体交换功能降低,伴 TLC、FRC、RV 减少,DLco 亦减少。本病虽经皮质类固醇和免疫抑制药物治疗,呼吸困难仍进行性加重,肺内病变仍呈持续进展,患者预后不良。结合 UIP/IPF 患者的临床及影像学表现,应仔细与慢支合并肺间质纤维化鉴别。

2.Sjögren 综合征(SS)

本病肺部表现为慢性间质性肺炎。

多数患者呈 UIP/IPF 的典型表现,仅少数患者呈淋巴细胞型间质性肺炎(LIP)改变。影像学上,SS 与慢性支气管炎常伴发的多种并发症可有类似的表现。HRCT 上,SS(即 LIP)最常见的表现是磨玻璃样密度影,其次为双肺多发囊状影,典型的囊状影具有薄壁,且主要分布在下肺野,位于肺实质内较深部位。与慢性支气管炎合并肺间质纤维化时,蜂窝囊肿主要分布在肺外围胸膜下区截然不同;与慢性支气管炎合并的小叶中心型及全小叶型肺气肿也可以鉴别。

临床上,本病 90% 的患者系中年女性,其临床体征与症状也具有一定特点。所以结合临床特征及影像学表现,本病不难与慢性支气管炎鉴别。

二、支气管扩张

支气管扩张是支气管内腔的异常增宽。少数为先天性。多数支气管扩张为支气管反复感染的继发改变,或因肺内的严重纤维化病变牵拉而引起。主要发病机制:①慢性感染引起支气管壁组织破坏;②支气管内分泌物淤积与长期剧烈咳嗽,引起支气管内压增高;③肺不张及肺纤维化对支气管壁产生的外在性牵引。上述三个因素互为因果,促成并加剧支气管扩张;可在两肺弥漫性分布,亦可局限于一侧肺、一叶肺或一个肺段。

【病理】

支气管扩张好发于支气管的3~6级分支。先天性支气管扩张的病理改变为支气管壁的软骨及平滑肌发育欠缺或薄弱,加上生后呼吸动作影响。支气管感染引起的支气管扩张在病理上为支气管上皮脱落、管壁的炎细胞浸润及支气管周围的纤维组织增生。支气管肺部慢性炎症导致管壁结构破坏,周围肺组织慢性炎症及纤维化可牵拉支气管扩张,好发于3~4级支气管,主要累及双肺下叶,左下叶尤为多见,可能系肺动脉造成左侧支气管生理性狭窄所致;而且左下叶病变总是伴有左上叶舌段支气管受累,右下叶病变伴有右中叶及右上叶前段支气管受累。肺结核纤维组织增生牵引支气管扩张,好发于上叶尖、后段及下叶背段的3~5级支气管,称此为结核继发支气管扩张,可伴有卫星灶、纤维、增殖性病灶及钙化灶。持久的支气管结核导致管腔瘢痕性狭窄及其远端的支气管扩张,主要累及二、三级支气管,称此为结核性支气管扩张,邻近肺野尚有结核性渗出性病变;肺内严重纤维化病变牵拉引起邻近的支气管发生扩张。如肺结核、肺尘埃沉着病的进行性块状纤维化或严重的胸膜增厚等。多位于两肺中、下部胸膜增厚附近。

在大体病理形态上支气管扩张分为:①柱状扩张,扩张支气管的内径宽度远端与近端相似。②静脉曲张型扩张,扩张支气管的内径粗细不均,管壁有多个局限的收缩,形似静脉曲张。③囊状扩张,扩张的支气管末端呈囊状。④混合性扩张。上述改变的混合。扩张的支气管内或其末梢分支内常有黏液潴留。

【临床表现】

支气管扩张多于儿童和青少年时期发病,仅少数为先天性支气管扩张;主要的临床表现为咳嗽、咳痰,常有较多量的脓痰。咯血较常见,可有较多量的咯血。有的患者病史较长,儿童时期有支气管感染的病史,或有引起肺内严重纤维化疾病的病史,如肺结核、胸膜炎、肺尘埃沉着病或肺间质纤维化等。体检少数患者有杵状指,听诊肺内可有啰音。

【影像学表现】

影像学检查可明确扩张支气管的部位、类型、程度及病变范围,为临床制订手术方案提供客观依据。

1.X线

早期患者胸部X线平片可无异常,经支气管造影或CT检查发现病变。较明显者X线片可以发现某些直接或间接征象。

主要的X线表现为肺纹理增粗紊乱或呈网状。扩张而含气的支气管可表现为沿肺纹理走行的两条平行的线状阴影,称为"轨道征"。扩张而充满分泌物的支气管则表现为不规则的杵状致密影,称之为杵状纹理;囊状扩张者可表现为多个薄壁空腔,其中可有液平。囊状支气管扩张形成多发的囊状阴影,呈蜂窝状。合并感染时有液平。病变区常有肺叶或肺段不张,典型者在不张的三角形致密阴影中可见到肺纹理聚拢,多见于中、下叶。合并肺内炎症时在增多紊乱的纹理中可伴有小斑片状模糊影。

2.支气管造影

支气管造影可显示支气管的杜状、静脉曲张状及囊状扩张的形态。具有肺内纤维化的病例,支气管扩张发生在纤维化病变之内或其周围。①柱状扩张:见于较大分支,呈柱或杵状扩大,管径大于同级正常支气管一倍以上;②囊状扩张:见于较小分支,呈葡萄串或蜂窝状,造影剂可大量进入多数支气管扩张的囊腔内,使整个囊腔都充盈造影剂,若造影剂部分充盈囊腔,可在囊内形成液平;③混合性扩张:柱状、囊状扩张同时存在;④局限性梭形扩张:支气管局部扩张,其远、近端可正常;⑤常伴有慢性支气管炎的造影表现。

3.CT

CT 检查在常规扫描的基础上,采用 1.5mm 或 2mm 的薄层或 HRCT 扫描。诊断支气管扩张的敏感性与特异性已达到替代支气管造影并可以明确诊断的程度,MSCT/HRCT 是支气管扩张的最佳检出方法。此前,支气管造影一直是诊断支气管扩张症最关键的成像手段。

根据支气管扩张形态分为柱状支气管扩张、囊状支气管扩张、静脉曲张状支气管扩张(图1-3)。

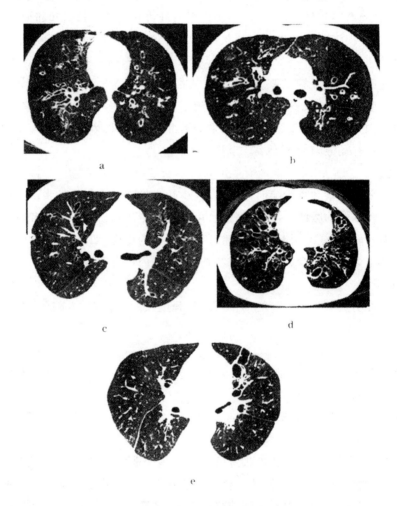

图1-3 支气管扩张

a、b. 双肺柱状支气管扩张呈轨道征、印戒征;c. 柱状支气管扩张,见轨道征;d. 双肺下叶囊状支气管扩张,呈葡萄串征,左下囊腔内见气液平(箭头);e. 静脉曲张型支气管扩张,扩张的支气管轮廓不规则,呈波浪状且呈迂曲表现(箭头)

①柱状支气管扩张：根据扩张支气管与扫描层面的关系可形成柱状、环状或椭圆状的管状结构。管内充满黏液时，则形成高密度影与血管伴行。管内充盈气体时，扩张的支气管与其伴行血管断面可形成"印戒征"。②囊状支气管扩张：多数呈散在或簇状分布的囊腔，外面光整，其内可见液平面，多发时可呈葡萄串状分布。合并感染时，可见其周围有炎性实变影。③静脉曲张型支气管扩张：扩张的支气管轮廓不规则，呈波浪状或串珠状且呈迂曲表现。支气管扩张部位的支气管血管束聚拢、推移及扭曲，支气管管壁增厚，表现为"轨道征"。支气管扩张邻近可见代偿型肺气肿或炎性实变（图1-4，1-5）。

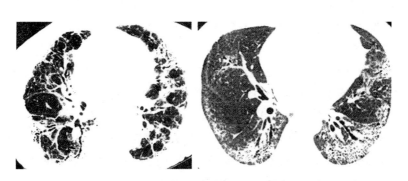

图1-4 间质纤维化致牵拉性支气管扩张

两肺血管支气管束增粗、间隔增厚呈网格状，内见扩张的支气管呈"串珠"或"轨道"征（箭头）

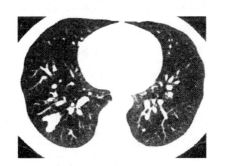

图1-5 支气管扩张

两肺支扩，气道内浓缩的分泌物取代了空气，表现为管状、结节状、分支状结构，密度较低，很大时可误为血管

【诊断与鉴别诊断】

本病的支气管造影及 CT 所见具有特征性的表现。

X 线平片对本病的诊断有限度。具有反复咯血及肺部感染的患者 X 线平片有两下肺纹理增重或囊状阴影应当考虑到本病的可能。需行支气管造影或 CT 检查确定诊断。CT 诊断支气管扩张的敏感性为63.9％～97％，特异性为93％～100％。HRCT 上，支气管扩张可表现为柱状、囊状、静脉曲张型、混合型支气管扩张，以及"双轨征"、"印戒征"等多种典型的影像学征象；支气管扩张病变在肺内分布具有一定的规律性，但不具有对称性。如支气管肺部炎症引起者主要累及双肺下叶，左下叶尤为多见；而且左下叶病变总是伴有左上叶舌段支气管受累，右下叶病变伴有右中叶及右上叶前段支气管受累。结合临床资料考虑，不难与具有类似影像学表现的其他疾病鉴别。经过反复或严重的继发感染后,肺叶体积可以缩小直至肺叶不张。

支气管扩张患者多因慢性咳嗽、咳大量脓性痰及反复咯血而就诊,发病的高峰年龄为儿童和青少年;或确诊时已有较长的病史,往往可追溯到儿童时期。

1.先天性多发性肺囊肿(蜂窝肺)

囊状支气管扩张需与多发肺囊肿相鉴别。多发肺囊肿的囊腔相对较大,囊壁相对较薄,较少有液平。

2.肺气囊

需与囊状支气管扩张鉴别。肺气囊多见于金黄色葡萄球菌肺炎,呈多个类圆形薄壁空腔,变化快,常伴有肺内浸润病灶或脓肿,且常随炎症吸收而消退。

3.肺淋巴管肌瘤病(LAM)

HRCT 影像上,LAM 特征性表现是无数薄壁囊状影在两侧正常肺实质中呈弥漫性、均匀性及对称性分布。囊状影直径界于 0.2~5cm 不等,大多数直径<10mm,仅少数>5cm,大多数囊壁厚度<1mm,且均匀。囊状影内不伴有气-液平面。临床上,本病仅见于女性,绝大多数患者为17~50岁生育期妇女,常伴有乳糜胸腔积液及反复出现的自发性气胸等。这些都是囊状支气管扩张所不具备的临床及影像学特征,应视为两者之间的鉴别诊断要点。

4.肺朗汉斯巨细胞组织细胞增多症(PLCH)

本病又称为肺嗜酸细胞肉芽肿,肺部病变呈双侧中、上肺野分布为主的特点,两肺底及膈肋角区相对正常。HRCT 上本病最基本的特征是囊状影,囊状影内不伴有气-液平面。而在大多数病例中还同时可见小结节影(肉芽肿性病变),通常直径<5mm,从几个至无数个不等。这些都是支气管扩张所不具备的影像学特征。本病平均发病年龄为 32 岁,60%的患者肺部单独受累,合并骨骼病变或内脏异常者约各占 20%。

5.Sjögren 综合征(SS)

本病肺部表现为慢性间质性肺炎。多数者呈 UIP/IPF 的典型表现,仅少数呈淋巴细胞型间质性肺炎(lAP)改变,与支气管扩张可有类似的影像学表现。HRCT 上,SS 可表现为双肺多发囊状影,典型的囊状影具有薄壁,且主要分布在下肺野,位于肺实质内较深部位,囊状影内不伴有气-液平面。单凭影像学表现两者不易鉴别。临床上,本病 90%的患者系中年女性,其临床体征与症状也具有特点。

6.特发性肺纤维化(IPF)

HRCT 上,IPF 以蜂窝囊肿影为主要影像学所见,表现为圆形或多边形含气空腔,直径0.5~1cm 不等,其壁清晰、壁厚 1~3mm,囊状影内不伴有气-液平面,几个蜂窝囊肿倾向于拥有共同的壁,主要分布于中、下肺外带胸膜下。

蜂窝囊肿常伴有肺纤维化的其他表现,如微细蜂窝状影、粗糙胸膜面或胸膜下浸润、叶间裂隙增厚及"界面征"以及牵引性支气管扩张等。临床上,患者呈进行性呼吸困难、干咳,可有发绀、杵状指;肺功能检查呈限制性通气障碍伴肺容量减少和弥散功能异常。

7.过敏型支气管-肺曲菌病(ABPA)

本病支气管黏液嵌塞(边缘清楚的 V 形、Y 形、葡萄串状或指套状影),黏液栓咳出后遗留近侧支气管柱状或囊状扩张,而远端支气管仍属正常为特征;病变通常累及上叶支气管,几乎总是位于肺段或亚肺段支气管;其远侧肺组织可因相邻肺段之间的侧支通气发生空气潴留。若有支气管哮喘或有接触含真菌粉尘病史者,上述影像学特征可考虑为过敏型支气管-肺曲菌病的后遗症。

8.小叶中心型肺气肿

HRCT 上,轻、中度小叶中心型肺气肿的特征性表现是:直径仅几毫米的小圆形低密度(气肿)区、无可见的壁,聚集在小叶中心部位,多发生于上叶尖、后段和下叶背段肺的非周围部。低密度(气肿)区无可见的壁可与多发性囊状支气管扩张相鉴别。

9.先天性肺叶发育不全

肺叶发育不全的影像学表现与多数囊状支气管扩张合并肺叶不张者很相似,应注意鉴别。多发性囊状支气管扩张合并肺叶不张者,其肺叶体积缩小程度远不如肺叶发育不全者严重。而且左下叶病变总是伴有左上叶舌段支气管受累,右下叶病变伴有右中叶及右上叶前段支气管受累,除囊状扩张外尚可合并有柱状支气管扩张。肺叶发育不全者其肺叶支气管变细(支气管造影),肺叶动脉发育不全、分支细小、数量减少(CECT、CTA、DSA)。根据临床及影像学表现,两者可以鉴别。

三、先天性支气管囊肿

先天性支气管囊肿是较少见的先天性肺发育异常。胚胎发育期,因气管、支气管异常的萌芽或分支异常发育所致。病变可发生在支气管分支的不同部位和显示不同的发育阶段。囊肿常为多房性,也可为单房性。囊壁多具有小支气管壁结构,内层有纤毛柱状上皮,外层可见散在小片软骨,壁内可见到平滑肌束和纤维组织。囊状病变结构内层可见不同的皮层细胞,有柱状、立方形和圆形上皮细胞,这显示出支气管树分支发育不完全的不同程度。有些具有分泌黏液的柱状细胞,腔内充满黏液。囊内可为澄清液或血液。小的支气管囊肿在临床上不呈现症状,仅在胸部 X 线检查或尸检时才被发现。一旦囊性病变与小支气管沟通,引起继发感染或产生张力性气囊肿、液囊肿、液-气囊肿或张力性气胸等压迫肺组织、心脏、纵隔和气管移位时,就可出现症状。临床常见症状为咳嗽、咳痰、咯血、胸痛,感染时可发热、咯脓痰,囊肿小者可无症状。

【影像表现】

1.X 线

(1)含液囊肿:①位于肺内或纵隔内,呈圆形、卵圆形或分叶状;②边缘光滑锐利,周围肺组织清晰;③密度均匀一致,出血者可钙化,有时囊壁可呈弧形钙化;④呼吸气相囊肿大小形态可改变;⑤邻近胸膜无改变。

(2)含气囊肿和液气囊肿:①囊壁内外缘光滑,壁薄而均匀一致(图 1-6a、b);②囊内常存在液平(图 1-7);③囊内有时有线样间隔,此时囊肿外形常呈分叶状;④透视或呼吸气摄片,囊肿大小形态可改变;⑤周围肺组织无卫星病灶;⑥感染后囊壁增厚,可与急性肺脓肿相似,但抗感染治疗后可恢复囊肿原貌(图 1-8),反复感染者,囊壁纤维化,其表现与慢性肺脓肿不易区别;⑦若引流支气管活瓣阻塞,可形成张力性囊肿,囊肿极度增大,囊壁变薄,甚至可形成纵隔疝。

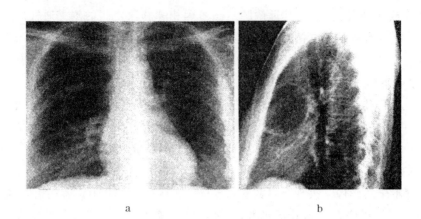

a   b

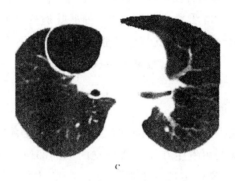

c

图1-6　先天性支气管囊肿

a、b、c.同一患者正侧位 X 线片及肺窗 CT,右肺中叶含气囊肿,囊壁薄,光整

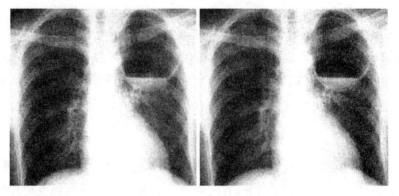

图1-7　先天性支气管囊肿　　　　图1-8　肺囊肿并感染

左肺上叶液-气囊肿,内见气-液平　　16 岁,右肺下叶囊肿,壁较厚,内见气

液面,周围片絮状影。抗感染治疗半个

月炎症消失,囊壁变薄

(3)多发性肺囊肿:①可位于一叶、一侧或双侧肺,以一侧者多见;②可为多数薄壁环形透光区,如为无数大小不等的薄壁环形透光区相互重叠,占据整侧肺,状为蜂窝者,称为蜂窝肺或囊性肺;③一般为气囊肿,但少数囊内可有较小的液平面;④囊壁薄,边缘锐利,感染后囊壁可增厚而模糊;⑤常有胸膜增厚。

2.支气管造影

①造影剂一般不能进入囊腔;②囊周支气管可稀少,囊肿大者,囊周支气管受压移位;③有时可伴有先天性支气管扩张。

3.CT

先天性肺囊肿 X 线与 CT 表现的病理基础相同,其影像学表现基本一致。

(1)含液囊肿:表现为圆形或椭圆形高密度灶,边缘光滑、轮廓规整,多房囊肿可有分叶状轮廓;含液囊肿密度均匀,CT 值为 10Hu 左右,有的 CT 值可高一些,增强扫描无强化(图 1-9)。

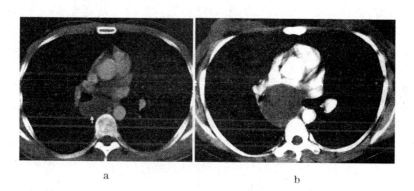

图1 0　先天性支气管囊肿

a.纵隔窗 CT 平扫,右中间段支气管含液囊肿,病灶密度均匀,CT 值 19 Hu,壁光整、清晰(箭头);b.CT 强化纵隔窗,支气管囊肿,边缘清晰,无强化

(2)含气囊肿:表现为肺内单发或多发、大小不一的薄壁空腔,壁厚≤1mm、厚度均匀;反复感染可致囊壁增厚或囊内出现液平,有的表现为肺叶或肺段实变影中的单发或多发空腔;合并支气管、肺发育不全者,可在一叶或一侧肺实变影像中显示多发空腔,后者尚可见患侧胸廓狭小,纵隔向患侧移位等征象。

【诊断与鉴别诊断】

先天性肺含液囊肿基本影像学表现是肺内单发或多发结节或肿块影,其边缘光滑锐利、轮廓规整、密度均匀。大多数肺(含液)囊肿 CT 值为 -10Hu 左右,少数者 CT 值可升高。透视下观察,患者做 Valsalva 试验时结节或肿块影变小,做 Müller 试验时可轻度增大,提示病变为囊性。先天性肺(含气)囊肿基本影像学表现是肺内单发或多发薄壁空腔,壁厚≤1mm,厚度均匀。

肺囊性病变较多,需要与下列疾病鉴别:

1.先天性肺含液囊肿与肺野内单发、多发结节或肿块影的鉴别

(1)叶间积液:X 线平片表现为肺内叶间裂处的梭形影或球形影,后者因积液张力高所致并见于水平叶间胸膜处。梭形或球形影密度均匀、边缘光滑、轮廓规整,其两端带有三角形密度增高影与叶间胸膜相延续。近似球形的叶间积液又称之为“假性或可消失性肺肿瘤”,可见于充血性心力衰竭患者;伴随心力衰竭治疗好转短期内“肿瘤”可以消失,唯再次发生心力衰竭时,在同一部位可有发生包裹积液的倾向。根据上述叶间积液发生部位及本身影像学特征可资与先天性肺含液囊肿鉴别。

(2)局限(良)性胸膜间皮瘤:良性胸膜间皮瘤通常起自脏层胸膜,因而可位于叶间裂内,但多数情况下肿瘤累及肋胸膜。肿瘤边缘光滑,典型者与胸壁成锐角相交,似肺内肿瘤。CT 检查可证明为实性肿块;带蒂者可在胸膜腔内移动,随体位变化而改变其位置及形态;位于叶间裂者呈分叶状或哑铃形,肿瘤两端与叶间裂延续处呈"鸟嘴"或"棘"状。根据上述局限(良)性胸膜间皮瘤发生部位及本身影像学特征可资与先天性肺含液囊肿鉴别。

(3)肺棘球蚴病:影像学上,未破裂的包虫囊表现为肺内单发(多见)或多发肿块影,与先天性肺(含液)囊肿无法鉴别。患者居住地对鉴别诊断有意义,本病是牧区很常见的一种人畜共患性肺部寄生虫病,患者与狗、羊等动物有密切接触史。实验室及免疫学检查,约半数患者血中嗜酸粒细胞增加,卡松尼(Casoni)皮内试验及酶联免疫吸附试验(ELISA)均有助于鉴别诊断。囊肿破裂与支气管相通,影像学上出现"镰刀征"、"双镰刀征"伴有囊内液平、"水上浮莲征"等特征性表现,或在患者的痰液、胸腔积液中发现囊虫碎片、子囊及头节(原头蚴)等均可明确诊断。

(4)肺动静脉瘘(PAVF):平片上,PAVF 表现为圆形结节或团块影(异常交通血管的瘤样扩张)或伴浅分叶、边缘光滑锐利,单发者约占 2/3,余者可表现为多发病灶;多位于肺门附近的肺内带,上述平片表现难与先天性肺(含液)囊肿相鉴别。

临床上,于相应病灶的胸壁可听到传导性、连续性血管杂音;右.左分流量大者可有发绀,瘘囊可能破入支气管或胸腔内,引起大咯血和血胸。上述临床症状和体征均提示 PAVF 诊断。透视下嘱患者做 Muller 和 Valsalva 试验时肺内阴影大小可变,若能观察到结节或团块影明显扩张性搏动,则提示血管性病变。上述征象显然不同于先天性肺(含液)囊肿影像学表现。

MSCT 增强扫描、CTA 等两种检查方法均可准确、清晰显示 PAVF 的各组成部分,可较准确地诊断单发或多发肺动静脉瘘。

(5)肺内良、恶性结节或肿块病变:平片上,一些肺内实性结节或肿块与先天性肺含液囊肿有相似或相同的 X 线表现。如结节或肿块边缘光滑、轮廓规整、密度均匀,周围肺野清晰等,但缺乏可明确诊断的征象。进一步的鉴别诊断必须结合患者的病史、症状和体征、实验室检查结果及流行病学史。

MSCT、HRCT 等项检查如能证实为实质性病变(必要时须行增强扫描),可排除先天性肺含液囊肿诊断。

以上所述肺内结节、肿块病变可见于支气管肺癌、单发肺转移瘤、良性肿瘤、炎性假瘤、结核球以及创伤性肺血肿等多种疾病。

2.先天性肺含气(气-液)囊肿与肺野内单发、多发空腔或空洞(可伴有液平)影的鉴别

(1)叶间包裹性液气胸:叶间积液向支气管穿通后可形成伴有液平的空腔性病变;其壁仅由叶间胸膜构成,形状可近似圆形或为梭形,似肺内薄壁囊状影。但其位置及梭形影的长轴方向恒定与叶间胸膜一致;若形状近似圆形,其两端带有三角形密度增高影(腔内液体多)或腔内气体与叶间胸膜相延续,上述征象则不难与先天性肺气-液囊肿鉴别。

(2)胃和(或)肠管经膈疝入胸腔:胃和(或)肠管经膈的食管裂孔、Bochdalek 孔、Morgagni 孔或外伤性隔破裂孔疝入胸腔,影像学上与先天性肺含气(含气-液)囊肿可有类似的表现,但是两者可以鉴别。胃和(或)肠管经膈的食管裂孔、Bochdalek 孔、Morgagni 孔或外伤性膈破裂

孔疝入胸腔,可在肺野内形成单发或多发薄壁囊状影伴或不伴有液平。薄壁囊状影恒定与膈下相连,尤多见于左下肺野或右侧心膈角附近区域;有时患侧膈缘不清楚,囊腔的形态可具有多变性。胃肠钡餐造影检查可明确诊断。MSCT/MPR 影像可直接显示胃和(或)肠管经上述胸、腹腔之间的通道疝入胸腔这一具有诊断价值的征象。上述征象可与肺隔离症相鉴别。

(3)薄壁囊肿样肺癌:影像学上,薄壁囊肿样肺癌与先天性肺含气(含气-液)囊肿、肺大疱很相似,应注意鉴别。癌性空洞壁厚1～4mm,螺旋 HRCT/MPR 显示洞壁厚薄不均,在壁厚处可见突入囊腔之结节,称为壁结节;空洞周围肺组织有肺癌的特征性表现;动态观察癌性空洞可渐进性扩大。薄壁囊肿样肺癌性空洞主要见于成人。上述影像学表现可与先天性肺含气(气-液)囊肿相鉴别。

(4)肺结核薄壁空洞:包括所谓"张力性空洞"和"净化空洞"在内,有些肺结核空洞壁厚仅1～2mm,内、外壁光滑,状似薄壁囊肿。

肺结核薄壁空洞多位于双肺上叶尖后段及下叶背段,空洞周围肺野往往还有渗出性、增生性等其他结核病灶,净化空洞周围往往有较广泛的胸膜增厚和(或)肺纤维化,有别于先天性肺含气囊肿,两者可以鉴别。少数结核薄壁空洞周围肺野无其他的结核性病灶,或位于非结核好发部位,则与先天性肺含气囊肿或其他囊肿性病变不易鉴别。

(5)肺脓肿空洞:肺脓肿经有效的抗感染治疗后临床症状消失,偶尔在肺部残留一个薄壁囊腔性病变,壁厚1～2mm,边缘光滑整齐,可伴有浅短气-液平面,有人称之为感染后囊肿或肺脓肿残腔。影像学上与先天性肺含气(或含气-液)囊肿不易鉴别;但肺脓肿残腔一般可逐渐缩小,以至完全闭合,再结合临床病史可资鉴别。

(6)金黄色葡萄球菌(金葡菌)肺炎:小儿金葡菌肺炎以肺气囊(肺大疱)形成为特征,在双侧肺野内形成广泛分布的薄壁囊腔(壁厚仅 1mm 左右),可伴有气、液平面,巨大者可占据一侧胸腔。影像学上虽与先天性多发肺含气(含气-液)囊肿的表现相似,但也具有一定特征,两者可以鉴别。金黄色葡萄球菌肺炎起病急,患者临床症状重,肺内病变具有多形性,即可同时有浸润性病灶(致囊腔外缘比较清楚或模糊)、肺脓肿、肺气囊及脓胸等征象;具有易变性,在短期(数小时或数日)内肺气囊的大小及数目可有明显变化,肺炎吸收后短时间内可消失或残留数日。

(7)肺棘球蚴病:包虫囊破裂与支气管相通,囊肿内容物全部咳出后则在肺内遗留有薄壁环形透亮影,影像学上与先天性肺含气囊肿很相似,但肺棘球蚴病的薄壁环形透亮影最终可消失。患者居住地对鉴别诊断有意义,本病是牧区很常见的一种人、畜共患性肺部寄生虫病,患者与狗、羊等动物有密切接触史,卡松尼实验阳性等,有助于鉴别诊断。

(8)肺吸虫病:肺吸虫病可表现为肺野内的单房或多房囊状影及与之相连的放射状索条影,或多个囊状影聚集在一起状似蜂窝;以右肺中、下野内、中带分布居多,但病变亦可遍及全肺。与先天性肺含气囊肿有类似的影像学表现。肺吸虫病流行具有明显的地方(区域)性特点,约90%的患者咳烂桃(黏稠果酱)样血痰为本病临床特征;在痰中除查到虫卵外,还可见到嗜酸粒细胞和夏科-莱登结晶。根据上述临床、影像学表现及实验室检查结果,本病一般诊断不难,可与先天性肺含气囊肿鉴别。

(9)多发性囊状支气管扩张:据认为,多发性囊状支气管扩张和多发性肺含气囊肿均属于肺部先天性囊肿性病变;也有人认为,前者中的一少部分病例可能是真正的先天性多发性肺囊肿(又称蜂窝肺);还有人将广泛多发蜂窝状肺囊肿称为先天性囊状支气管扩张,而且常合并有支气管-肺发育不全。目前很多人认为这是两种不同性质的疾病。影像学上,支气管扩张表现为多个薄壁囊状透亮影,合并感染时囊腔内可出现液平;若多个囊腔聚集在一起则状似一串葡萄,尤其多见于不张的肺叶中。多发性囊状支气管扩张与先天性多发性肺囊肿不易鉴别,应从两者的发病机制、年龄、临床及影像学表现等多方面加以考虑。

多发性囊状支气管扩张(前者)病例中仅少数系先天性因素所致,病变在出生时即已存在;或虽在出生后发生但有先天异常因素存在,如先天性纤毛不能运动综合征、先天性免疫球蛋白(如 IgA)缺乏及肺囊性纤维化等。多数患者为后天发生,婴幼儿时期支气管-肺炎症或肺不张为其最主要的致病因素。先天性多发性肺囊肿(后者)系胚胎期支气管肺组织发育异常所致。

前者多因慢性咳嗽、咳大量脓性痰及反复咯血而就诊,发病的高峰年龄组为儿童和青少年;或确诊时已有较长的病史,往往可追溯到儿童时期。而后者除非反复感染一般无明显症状,可能系偶然发现;发病的高峰年龄较前者偏大,多数患者<30 岁。

前者病变较局限,一旦支气管扩张出现在肺的某一部位便固定在该部位,除非出现新的感染或肺不张,否则病变范围不会扩大;病变分布也具有一定的规律性,如支气管-肺炎症引起的支气管扩张主要累及双肺下叶,左下叶尤为多见,可能系肺动脉造成左侧支气管生理性狭窄所致;而且左下叶病变总是伴有左上叶舌段支气管受累,右下叶病变伴有右中叶及右上叶前段支气管受累;囊状透亮影大小较为一致。而后者可发生在一个肺段、肺叶,也可在一侧或两侧肺内弥漫分布,但无规律性可循;囊状透亮影大小不等,可相差悬殊,自樱桃大至核桃大;分布密集者互相重叠,各个囊腔边缘仍然锐利,状如蜂窝,故称蜂窝肺。

前者除囊状扩张外尚可合并有柱状支气管扩张,但对肺叶发育影响不大;而后者很少伴有柱状支气管扩张,却常合并有支气管-肺发育不全。

经过反复或严重的继发感染后,在两者病变周围均可出现斑片或大片状实变影,其内密度不均,肺叶体积可以缩小直至肺叶不张(多见于支气管扩张),使两者的鉴别诊断更加困难甚至成为不可能。

支气管造影检查对二者的鉴别意义较大。前者支气管分布一般正常,造影剂可大量进入多数支气管扩张的囊腔内,使整个囊腔都充盈造影剂;除囊状扩张外尚可合并有柱状支气管扩张;下叶病变可同时有左上叶舌段或右中叶支气管受累。而后者,仅部分囊腔内可有少量造影剂进入,或涂抹囊壁内缘或仅充盈囊腔底部而不是整个囊腔内都充盈造影剂;反复感染者,囊肿周围支气管可有粗细不均、扭曲、分离或聚拢,以及支气管扩张表现。

(10)肺隔离囊肿(肺隔离症):反复继发感染者,隔离肺与正常支气管相通,囊腔内容物排出并有气体进入。影像学上则与先天性多发性肺含气囊肿有相似之处。肺隔离囊肿绝大多数位于下叶后基底段尤以左侧多见,靠近脊柱并恒定地与横膈邻接(但少数亦可位于胸腔内其他部位)。肺隔离囊肿唯一特征性表现是证实有来自体循环的异常动脉供血血管,并经下肺韧带进入隔离肺。

(11)肺气肿:是指终末细支气管远端气腔的持久性异常增大,伴有壁的破坏而无明显纤维化者。

1) 小叶中心型肺气肿：HRCT 显示轻、中度小叶中心型肺气肿的特征性表现是：直径仅几毫米的小圆形低密度（气肿）区、无可见的壁，聚集在小叶中心部位，多发生于上叶尖、后段和下叶背段肺的肺周围部。大部分患者均有长期、大量的吸烟史并合并慢性支气管炎，低密度（气肿）区无可见的壁可与先天性多发性肺含气囊肿相鉴别。

2) 全小叶型肺气肿：CT 特点是全小叶肺结构一致性破坏，形成较大范围的无壁低密度区，且大小和形态多不规则，以下叶多见；严重病例则形成弥漫性"简化"肺。此型肺气肿中的某些患者有家族史，并有 α_1-抗胰蛋白酶缺乏。

3) 间隔旁型肺气肿：本型肺气肿典型 CT 表现是肺周围部、小叶间隔旁的局限性低密度区，或与全小叶型、小叶中心型肺气肿共存。患者多无症状，但容易产生自发性气胸。因此，本型肺气肿可与先天性多发性肺含气囊肿相鉴别。

4) 瘢痕旁或不规则型肺气肿：常见丁肺实质内局限性肺瘢痕（如肺结核）、弥漫性肺纤维化、肺尘埃沉着病融合性团块和进行性大块纤维化病灶附近。因此，本型肺气肿易与其他类型肺气肿和先天性多发性肺含气囊肿相鉴别。

（12）肺大疱：肺大疱是许多肺泡膨胀、破裂、互相融合形成大的薄壁空腔，是一种局限性肺气肿。空腔直径＞1cm，壁厚＜1mm，如毛发状恒定可见。肺大疱可以独立存在，但多数是弥漫性肺气肿或肺纤维化末期的组成部分。

1) 胸膜下肺大疱：特征性地位于胸膜卜区，其壁为小叶间隔，实为直径＞1～2cm 的间隔旁型肺气肿。经常多发，多位于右侧主干支气管后的奇静脉-食管隐窝、邻接左心室或靠近前联合线等部位，还可与全小叶型或小叶中心型肺气肿共存。

2) 脏层胸膜内大疱又称肺表面大疱：是脏层胸膜内含气空腔，无肺组织破坏。CT 影像上经常是孤立所见，通常位于肺尖、前上部肺表面，总是与胸膜相连，不合并感染、腔内不会有液平出现；大疱破裂是年轻成人自发性气胸的原因。

3) 泡性肺气肿或称气肿性大疱：见于严重的肺气肿患者，是肺实质破坏融合区形成的肺大疱，大疱壁由其周围被压缩的肺组织构成；合并感染时可伴有气-液平面。

（13）肺气囊：是肺内感染性疾病的重要并发症。是由于小支气管腔内炎性渗出物不完全阻塞所致的多数肺泡扩大、破裂、融合后所形成的肺透明区——肺大疱；也有人认为肺气囊继发于脓肿，若脓肿与气道相通，空气进入脓肿腔内形成肺气囊。肺气囊可形成活瓣性阻塞而引起张力性改变，巨大者可占据一侧胸腔而类似气胸。肺气囊尤多见于金葡菌肺炎，约占80％，而且常为多发，可伴有气.液平面。肺气囊可迅速出现或大或小的变化，在较短时间内（自数周至数月）自然消失等为其特征。

（14）创伤性肺囊肿：严重的胸部闭合伤可引起肺组织撕裂，较大的撕裂伤可致肺组织破裂，气体或血液进入撕裂肺组织则形成创伤性肺囊肿和（或）肺血肿。影像学上，创伤性肺囊肿表现为肺外围胸膜下一个或多个、单房或多房类圆形薄壁空腔，囊内可有气-液平面。明确的闭合性胸部创伤或伴有肋骨骨折史，或火器穿通伤史等，是影像学诊断肺撕裂、创伤性肺囊肿和（或）肺血肿的关键。创伤性肺囊肿、肺血肿同时存在更有诊断意义。可同时合并有其他创伤性病变。病理学检查囊壁未见支气管组织结构可与先天性肺囊肿鉴别。

四、先天性气管、支气管狭窄

(一)先天性气管狭窄

先天性气管狭窄少见,是气管本身的狭窄。软骨性狭窄系气管软骨环发育异常所致;纤维性狭窄可能与胚胎原肠的前肠分割为气管和食管过程中出现异常(如分割不均)有关,常伴有气管腔内隔膜形成。先天性气管狭窄最基本的形态特征是管腔狭窄、内壁光滑、管壁无明显增厚。临床上,狭窄轻者可无症状,较重者于生后即有呼吸困难、喘鸣及上呼吸道反复感染为其突出特点。

【影像学表现】

1.X 线

侧位平片、体层摄影或正位高千伏摄影(一般不用造影检查)可明确气管狭窄的部位、程度及范围,但不能显示气管软骨和气管周围的情况。纤维性狭窄或大血管畸形致气管外压性狭窄者病变范围局限;后者食管造影可有局限性压迹。软骨性狭窄者病变范围较长,呈漏斗状;可为对称性,亦可为偏侧性狭窄。先天性气管狭窄双肺可有肺气肿表现。

2.CT

软骨发育异常所致狭窄者,其病变范围较长,呈渐进性(漏斗状)狭窄;气管软骨呈全环 O 形最多见,亦可见软骨呈不规则碎片状、软骨钙化或部分缺如。纤维性狭窄者病变范围较短,常位于气管下端,HRCT 扫描显示气管腔内隔膜呈半月形或环状。MSCT 及其先进的后处理技术(如 MPR 影像)可清楚地显示狭窄部位、程度及范围,排除气管外肿物或畸形血管所致外压性狭窄之可能。

【鉴别诊断】

引起气管狭窄的原因多数是外在性压迫致气管移位同时伴管腔狭窄,且主要表现为移位而非单纯性狭窄,与气管本身狭窄的表现截然不同,如纵隔肿瘤、纵隔内淋巴结转移癌、大血管畸形及主动脉瘤等。

先天性气管狭窄的共同特征是管腔内壁光滑、管壁无明显增厚,可与气管其他病变致管腔狭窄(可同时伴有管壁增厚)相鉴别,如剑鞘状气管,淀粉样变,复发性多软骨炎,骨软骨形成性气管支气管病,气管良、恶性肿瘤,气管支气管结核,气管硬结(病)及婴幼儿急性喉炎等。

1.气管支气管结核

本病几乎均伴有肺内结核性病变,气管远端结核总是作为气管支气管结核病的一部分而很少单独存在,气管远端结核病变累及范围>3cm。干酪坏死性病变期,主要表现为管腔不规则狭窄、管壁增厚伴强化;纤维增生性病变期病变以气道光滑狭窄伴或不伴管壁增厚为主要影像学表现。

2.气管良、恶性肿瘤

良、恶性肿瘤均可导致管腔局限性偏心性狭窄,同时伴管壁增厚。良性肿瘤通常<2cm、边缘光滑,恒定的位于管腔内;软骨瘤和错构瘤等软骨性肿瘤内常见钙化。原发性气管恶性肿瘤中鳞状细胞癌和腺样囊性癌占 90% 以上;35%～40% 的原发恶性肿瘤发生在气管下 1/3 段,其中尤以鳞癌最多见。气管近端是鳞癌第二个好发部位,亦是其他原发恶性肿瘤的最好发部位。肿瘤起自气管的后壁和侧壁,向管腔内生长,30%～40% 的肿瘤穿过气管壁包绕纵隔结构。

(二)先天性支气管狭窄

先天性支气管狭窄罕见,原因不明。狭窄常自主支气管近端(气管隆嵴下)开始,狭窄程度不同;有的患者仅有肺叶支气管狭窄。可合并食管狭窄及气管-食管瘘。主要临床表现:患儿常有呼气和吸气时喘息、反复发生的下呼吸道感染。

【影像学表现】

1.X 线平片

主支气管狭窄可引起患侧肺阻塞性肺气肿;狭窄累及肺叶支气管(多见于上叶和右中叶)开口时可致长期存在的肺叶不张或反复出现的炎性实变阴影。

2.支气管造影

支气管造影可直接显示狭窄部位和程度。

3.CT

MSCT 及其先进的后处理技术不但可清楚显示狭窄部位和程度,还可排除管腔外压迫致支气管狭窄。

【鉴别诊断】

1.原发型肺结核

约 90% 原发型肺结核有淋巴结肿大,支气管旁组淋巴结肿大可引起支气管外压性狭窄;支气管体层摄影、MSCT/MPR 影像可明确诊断。

2.支气管结核

几乎均伴有肺内结核性病变,结核病变累及较长一段支气管为其突出特征。干酪坏死性病变期,主要表现为管腔不规则狭窄、管壁增厚伴强化;纤维增生性病变期病变主要累及左侧主支气管,以气道光滑狭窄伴或不伴管壁增厚为主要影像学表现。两期病变均可显示管腔闭塞,但是狭窄或闭塞支气管周围无软组织肿块影是本病另一个突出特征。

五、气管、支气管异物

气管、支气管异物多见于儿童。常见的异物为植物性异物,如花生、谷粒、瓜子,其他如义齿、金属制品等。支气管异物多发生在右侧支气管。

气管、支气管异物引起的病理改变有气道的机械性阻塞和炎症。较大的异物可使支气管完全阻塞,引起阻塞性肺炎及肺不张。较小的异物引起呼气性活瓣性阻塞,即吸气时支气管增宽,气体可通过异物部位,呼气时气道变细,气体不易排出,发生阻塞性肺气肿。由于异物的刺激,支气管黏膜充血、水肿,长期病变引起纤维组织增生。有些植物性异物对支气管黏膜可有较大刺激性,引起的炎性改变较为严重。

异物进入气管内引起刺激性呛咳、呼吸困难、青紫、气喘等。继发阻塞性肺炎时有发热和白细胞计数增高。

【影像学表现】

1.X 线

不透 X 线的异物如金属制品、义齿等在胸部 X 线片上可显示(图 1-10)。正位及侧位投照有助于异物的准确定位。经较窄声门进入气管内的扁形金属异物(如钱币),其窄面常与人体矢状面方向一致,在后前位 X 线胸部平片上显示为纵行条状致密影,侧位胸片则显示异物宽面,这一特点可与食管内同类异物鉴别。密度低的异物,在高千伏摄影及支气管体层片上可引起气道透明影中断。

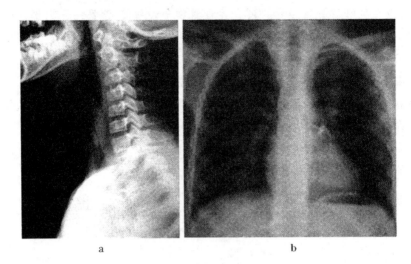

图1-10　不透X线的气道异物
a.X线侧位片示声门下区异物(瓜子);b.左主支气管异物(图钉)

异物引起的气道阻塞征象,可用以推测可透 X 线异物的位置。异物引起气管的呼气性活瓣性阻塞时,在透视时或拍摄呼、吸气相的两张照片比较,两肺发生阻塞性肺气肿,肺内含气量增多,肺野透明度变化不大,但心影在呼气相时反比吸气相时小;此种反常现象对气管内可透 X 线异物的诊断有重要意义。

主支气管内异物可引起下述 3 种间接征象:

(1)阻塞性肺气肿,见于一侧主支气管呼气性活瓣阻塞,呼气相同侧肺内空气潴留(肺透明度增高、肺血管纹理变细)(图 1-11),常同时伴有纵隔摆动。

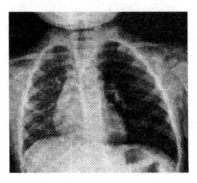

图1-11　透光异物间接征象——阻塞性肺气肿
误吸花生 1 小时,X线透视时,患侧(左侧)肺部透亮度增
加,膈肌下降,活动度较差

(2)纵隔摆动(正常呼吸时纵隔无左、右摆动现象),系一侧主支气管异物导致部分性阻塞所致,呼、吸气相两侧胸腔压力失去平衡,致使纵隔随呼吸左、右摆动,同时伴有横膈的矛盾运动。如为吸气性活瓣阻塞,深吸气时健侧胸腔内压力增高,纵隔向患侧摆动,呼气时健侧胸腔

内压力随气体呼出迅速下降,牵引纵隔恢复原位;如为呼气性活瓣阻塞,呼气相患侧肺内空气潴留、胸腔内压力不减,而健侧胸腔内压力随气体呼出迅速下降,则纵隔向健侧摆动,吸气时健侧胸腔内压力增高推移纵隔恢复原位(图1-12)。纵隔摆动及横膈的矛盾运动对于发现阻塞性肺气肿及指示病变的部位至关重要;如果只注意两侧肺野透明度存在差别,可能将患侧看作"肺野清晰"而将透亮度相对较低的健侧误认为异常表现。

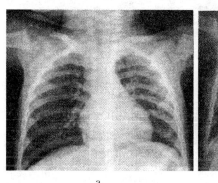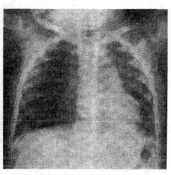

a　　　　　　　　　　　b

图1-12　透光异物间接征象——纵隔摆动

男,1岁,喘息1个月。a.吸气相;b.呼气相

(3)阻塞性肺炎、肺不张,起因于异物存留时间较久,致使相应肺叶发生肺炎(渗出性实变、边缘模糊),甚至发生肺脓肿,形成含有气-液面的空洞;异物完全阻塞支气管,导致一侧肺或某个肺叶、段的不张(肺实变伴叶、段体积缩小)。

2.CT

CT检查可发现X线平片不能显示的密度较低的异物。透X线异物CT表现为气道透明影中断(图1-13、1-14)。

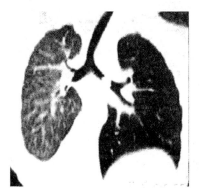

图1-13　透光异物

CT冠状位多平面重建图显示位于左支气管内的异物,左肺阻塞性肺气肿

【诊断】

患者有异物吸入病史并结合典型的临床表现可确定诊断。X线检查用于确诊及异物定位。对于透X线异物的X线检查有困难。CT具有较高的密度分辨能力,有助于发现密度较低的异物。对于长期的阻塞性肺炎或肺不张的患者,CT可用于除外支气管异物的诊断。

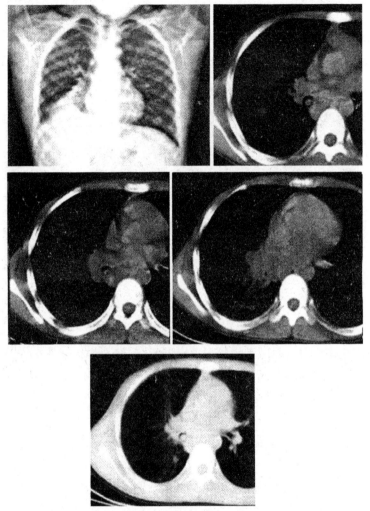

图1-14 透光异物

14 岁,咳嗽、间断发热 2 年,透光异物继发肺不张及肺炎,异物为笔帽

【鉴别诊断】

1.气管内异物

气管内可透 X 线异物引起的间接征象多表现为呼气性活瓣阻塞。呼、吸气两相肺野透明度变化不大,提示两肺内空气潴留,以致心影在呼气相时反比吸气相时小;此种反常现象对气管内可透 X 线异物的诊断有重要意义。临床上病程短,有明确的异物吸入史等均有助于鉴别诊断。

(1)弥漫性阻塞性肺气肿:气管、支气管异物也偶见于成人,弥漫性阻塞性肺气肿与气管内可透 X 线异物均表现为呼气性活瓣阻塞。尽管两者阻塞部位不同,但其影像学表现相似,应注意鉴别。

前者多为慢性支气管炎、哮喘性支气管炎的并发症,临床上大多数患者有长期咳嗽、咳痰史,逐渐加重的呼吸困难或哮喘反复发作,影像学上,虽然双肺野透亮度普遍增高,但其增高程度不一定均匀一致,往往以肺野外围或下肺野,特别是肋膈角区域透亮度增高比较明显;严重的阻塞性肺气肿常合并有肺大疱,CT检查可准确显示肺大疱的形态特征、大小、数目、部位及周围肺组织受压情况。

(2)毛细支气管炎:毛细支气管炎即婴幼儿急性间质性肺炎,仅见于2岁以下的婴幼儿。本病与气管、支气管异物患者不但发病年龄接近,而且影像学表现亦非常相似,鉴别诊断必须结合临床体征。前者最常见的发病原因是呼吸道病毒感染,如呼吸道合胞病毒、腺病毒、副流感病毒等,致小支气管及细支气管广泛受累,临床上喘憋症状非常显著。影像学上,除双肺弥漫性阻塞性肺气肿(几乎见于全部患者)外尚可见广泛的粟粒结节影、肺泡性肺炎及肺纹理增粗。

2.一侧主支气管异物

一侧主支气管内可透X线异物引起的间接征象常为单侧性呼气性活瓣阻塞,呼气相时同侧肺内空气潴留(阻塞性肺气肿)形成单侧透明肺,并同时伴有纵隔向健侧摆动,吸气相时纵隔恢复原位,与此同时横膈出现矛盾运动。单侧透明肺,纵隔摆动及横膈矛盾运动,临床病程短、明确的异物吸入史、剧烈的刺激性咳嗽等,对于一侧主支气管内可透X线异物的诊断及鉴别诊断至关重要。

单侧透明肺不是特指某一疾病的名称。X线平片上,若一侧或一叶肺较正常肺组织透亮度高者均可称为透明肺。单侧透明肺常见的原因有:①肺泡腔内含气量增多,如阻塞性或代偿性肺气肿、先天性大叶性肺气肿、巨大肺大疱及先天性张力性肺囊肿。②肺血灌注量减少,如Swyer-James或MacLeod(SJM)综合征(同时伴有患肺空气潴留)、一侧肺动脉未发育或发育不全、一侧肺动脉狭窄、栓塞。③胸壁吸收X线量减少,如一侧乳腺癌根治术后、一侧胸大肌缺乏或萎缩。除一侧主支气管异物所致单侧透明肺(常为呼气性活瓣性阻塞性肺气肿)伴有纵隔摆动及横膈矛盾运动外,其他原因,如管腔内的良、恶性肿瘤(内塞)、纵隔肿瘤以及纵隔淋巴结增大(外压)等,引起的单侧阻塞性肺气肿均不伴有纵隔摆动及横膈矛盾运动,可资鉴别。

(1)阻塞性肺气肿:单侧阻塞性肺气肿是一侧主支气管阻塞性病变(管腔内阻塞、管腔外压迫)早期影像学表现。此系吸气时管腔略扩张,气体容易进入,呼气时管径变小,气体不易呼出以致患侧肺内因空气潴留而逐渐增多、肺泡膨胀、形成单侧性阻塞性肺气肿。成人单侧性阻塞性肺气肿往往是中心型肺癌早期影像学表现。CT成像,特别是MSCT/MPR影像可准确显示阻塞性肺气肿的程度及其形成原因。

(2)代偿性肺气肿:由于一部分肺的严重纤维化、肺不张或手术切除等原因,余肺膨胀代偿其胸腔内失去的体积所致。其性质属于局限性非阻塞性肺气肿。若两肺上叶发生不张且体积显著缩小时,X线平片上不张的肺叶紧靠纵隔面以上纵隔影轻度增宽;右上叶发生不张其外缘整齐,左侧者外缘模糊;而整个肺野除了透亮度增高、血管纹理稀疏外,再看不到其他异常阴影。患侧肺门上移,气管向透明肺一侧移位有助于代偿性肺气肿诊断;下叶肺不张时,X线平片显示高度收缩的肺叶于下肺野内侧形成三角形阴影;右侧者位于心膈角区,左侧者则隐藏在心影后,容易诊断。CT成像可准确显示代偿性肺气肿的程度及其形成原因。

(3)Swyer-James或MacLeod(SJM)综合征:SJM综合征是特指继发于婴幼儿时期小气道感染的闭塞性细支气管炎,在影像学上表现为透明肺。可为单侧透明肺(可伴有纵隔摆动),病变亦可局限于一侧肺的 1 或 2 个肺叶,或同时累及双肺。透明肺的形成不是因为受累肺(叶)内气体量增多,而是因为肺血流灌注量减少及空气潴留所致。透明肺容积通常减少或为正常大小。比较呼气位和吸气位 CT 扫描,透明肺的体积、亮度均无变化提示有空气潴留;病侧肺门影小,外围肺血管细小、稀少,以及呼气时空气潴留等最具典型性,以单侧透明肺表现最为明显。透明肺内末梢小支气管扩张,可为柱状、囊状或静脉曲张型支气管扩张。

透明肺容积通常减少(或为正常大小)伴呼气时空气潴留,其内同时显示末梢小支气管扩张及肺血管影细小、稀少等征象;若为单侧透明肺(可伴有纵隔摆动)不但肺野内血管影细小、稀少,而且同侧肺门影亦减小,上述征象具有鉴别诊断意义。

(4)一侧肺动脉主干栓塞或发育异常:一侧肺动脉血液灌注量减少或中断所致肺野透明度增高时患侧胸腔不扩大或缩小;如系先天性单侧肺动脉发育异常所致,患侧胸腔缩小、肺纹理细小、肺门影变小或缺如;如系肺动脉主干栓塞所致肺野透明度增高,肺容积减小(与肺表面活性物质减少有关,多在 18～72 小时后发生),其外围纹理细小、肺门血管扩张(即"肺门截断"征象)。

(5)胸壁吸收 X 线量减少:胸壁异常常见于一侧胸大肌缺乏或萎缩,肺野透明度增高是其唯一 X 线表现,肺门影、血管纹理及肺容积大小均无变化。一侧胸大肌缺乏可能是一种先天性病变;若为后天性,可继发于小儿麻痹症、各种原因的失用性肌萎缩、上肢截肢术后以及乳腺癌根治术后等。

第二节　肺部肿瘤 CT 诊断

一、肺癌

肺癌是我国最常见的恶性肿瘤之一,其 CT 诊断占有十分重要的地位。

由于 CT 图像密度分辨率高,影像无重叠,能检出微小早期病变,能发现纵隔肿大的淋巴结,确定肿瘤侵犯胸膜的范围,确定肿瘤与周围大血管关系等诸多优点,现已愈来愈广泛地用于肺癌的诊断。随着 CT 技术的不断开发,扫描设备的不断改进以及在肺癌 CT 诊断方面经验的不断积累,CT 在肺癌的诊断上将发挥更重要的作用,它在肺癌的早期诊断、病期的确定、临床治疗效果的观察方面具有重要价值。

【病理】

组织学分类:可分为五种类型,即①鳞癌,②未分化癌,又可分为大细胞癌与小细胞癌,③腺癌,④细支气管肺泡癌,⑤还有以上这几种类型的混合—混合型,如腺鳞癌。

鳞癌:在支气管肺癌中发生率最高,鳞癌较多发生于大支气管,常环绕支气管壁生长,使气管腔狭窄,亦可向腔内凸出呈息肉样,其空洞发生率较其它类型高。鳞癌生长较慢,病程较长,发生转移较晚。鳞癌的发展趋向于直接侵犯邻近结构。

未分化癌:未分化癌的发生率仅次于鳞癌约占 40%,发病年龄较小,其生长速度快,恶性程度高,早期就有淋巴或血行转移。未分化癌大多向管壁外迅速生长,在肺门区形成肿块,较少形成空洞。

腺癌:腺癌发生率仅次于鳞癌和未分化癌,约占 10% 左右,腺癌较多发生于周围支气管,亦能形成空洞,但较鳞癌少见,腺癌较易早期就有血行转移,淋巴转移也较早,较易侵犯胸膜,出现胸膜转移。

细支气管肺泡癌:它起源于终末细支气管和肺泡上皮,其发生率占 2%～5%,分为孤立型,弥漫型与混合型,细支气管肺泡癌生长速度差异很大,有的发展非常迅速,有的病例发展非常缓慢,甚至可多年保持静止。

根据肺癌的发生部位可分为中央型、周围型和弥漫型。根据肿瘤形态可分为六个亚型,即中央管内型,中央管壁型,中央管外型,周围肿块型,肺炎型及弥漫型。

中央管内型:中央管内型是指癌瘤在支气管腔内生长,呈息肉状或丘状附着于支气管壁上。肿瘤侵犯粘膜层或(与)粘膜下层,可引起支气管不同程度阻塞,产生肺不张,阻塞性肺炎,支气管扩张或肺气肿。

中央管壁型:中央管壁型是指肿瘤在支气管壁内浸润性生长,也可引起支气管腔的不同程度狭窄。

中央管外型:中央管外型是指肿瘤穿破支气管壁的外膜层并在肺内形成肿块。可产生轻度肺不张或阻塞性肺炎。

周围肿块型:周围肿块型表现为肺内肿块,其边缘呈分叶状或规整,瘤肺界面可有或无间质反应,也可有一薄层肺膨胀不全圈。肿块内可形成瘢痕或坏死,当肿瘤位于胸膜下或其附近时因肿瘤内瘢痕收缩,肿瘤表面胸膜可形成胸膜凹陷,肿瘤坏死经支气管排出后,可形成空洞。

周围肺炎型:肺癌可占据一个肺段大部,一个肺段或一个以上肺段,有时可累及一个肺叶。其病理所见与大叶性肺炎相似,肿瘤周边部与周围肺组织呈移形状态,无明显分界。此型多见于细支气管肺泡癌。

弥漫型:弥漫型肺癌发生于细支气管与肺泡上皮。病灶弥漫分布于两肺,呈小灶或多数粟粒样病灶,亦可两者同时存在,此型多见于细支气管肺泡癌。

【临床表现】

肺癌在早期不产生任何症状,多数在查体时才发现病变。最常见的症状为咳嗽,多为刺激性呛咳,一般无痰,继发感染后可有脓痰,其次为血痰或咯血,为癌肿表面破溃出血所致,一般多是痰中带有血丝。

肺癌阻塞较大的支气管,可产生气急和胸闷,当支气管狭窄,远端分泌物滞留,发生继发性感染时可引起发热。

肿瘤侵犯胸膜或胸壁可引起胸痛,当胸膜转移时,如产生大量胸水,可出现胸闷,气急。

肺癌常转移至脑,其临床表现与原发脑肿瘤相似。纵隔内淋巴结转移,可侵犯膈神经,引起膈麻痹,侵犯喉返神经可引起声音嘶哑。上腔静脉侵犯阻塞后,静脉回流受阻,可引起脸部,颈部和上胸部的浮肿和静脉怒张。尚可引起四肢长骨、脊柱、骨盆与肋骨转移,往往产生局部明显的疼痛及压痛。有的病人可引起内分泌症状。肺上沟癌侵犯胸壁,可产生病侧上肢疼痛,运动障碍和浮肿。

【CT 表现】

1.中央型肺癌

CT 能显示支气管腔内肿块(图 1-15),支气管壁增厚(图 1-16),支气管腔狭窄与阻断(图

1-17、4-18),肺门区肿块等肺癌的直接征象,继发的阻塞性肺炎与不张,以及病灶附近或(和)肺门的淋巴结肿大等。CT 对于显示右上叶前段、后段、右中叶,左上肺主干与舌段支气管,以及两下肺背段病变较常规 X 线平片和断层为优,CT 可显示支气管腔内和沿管壁浸润的早期肺癌(图 1-19)。

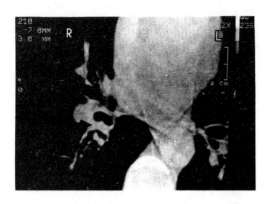

图1-15　中央型肺癌

右肺下叶背段支气管开口处有一小丘状软组织密度结节影(↑),直径 7mm,向下叶支气管腔内突入,使之变窄。病理证实为下叶背段低分化鳞癌。

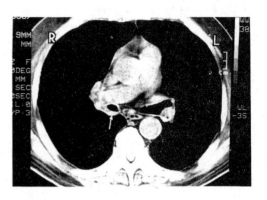

图1-16　中央型肺癌

右中间段支气管变窄,后壁增厚(↑),病理证实为鳞癌。

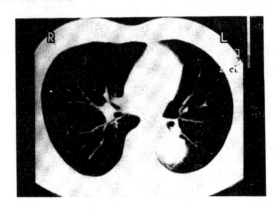

图1-17　中央型肺癌

左肺下叶背段支气管变窄,其远端有一类圆形肿块,病理证实为结节型粘液腺癌。

2.周围型肺癌

周围型肺癌在 CT 上显示有一定特征,即使小于 2.0cm 的早期肺癌,也有明确的恶性 CT 征象。

(1)形态:多为圆形和类圆形的小结节(或肿块),但也有的可呈斑片状或星状(图 1-20、1-21)。

(2)边缘:多不规则,有分叶切迹,多为深分叶。可见锯齿征,小棘状突起与细毛刺(图 1-22、1-23),肺癌的毛刺多细短,密集,大小较均匀,密度较高。病理上为肿瘤的周围浸润及间质反应所致。

(3)内部密度:大多数肿瘤密度较均匀,部分密度不均匀,可见空泡征,空气支气管征,(图 1-24、1-25),以及蜂窝状改变,病理上为未被肿瘤侵犯的肺组织,小支气管或细支气管的断面,以及乳头状突起之间的气腔。上述 CT 征象多见于细支气管肺泡癌与腺癌。钙化少见,可为单发,小点状,位于病变中央或偏心,其病理基础可以是肺癌组织坏死后的钙质沉着,亦可能是原来肺组织内的钙化病灶被包裹所致。病变的 CT 值对诊断帮助不大。

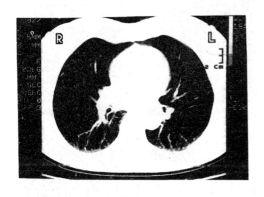

A

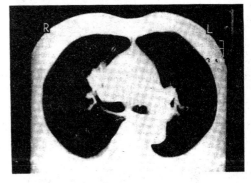

A

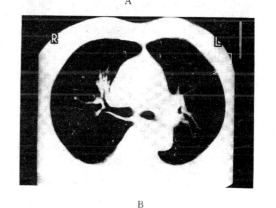

B

图1-18　中央型肺癌

女,55 岁,痰中带血一个月,伴胸闷气短,痰中发现腺癌细胞。A.CT 平扫右中叶支气管层面,肺窗示右中叶支气管腔显示不清。B. 相应层面纵隔窗示右中叶支气管狭窄;手术病理证实为腺癌。

B

图1-19　早期中央型肺癌

男,61 岁,患者因肺部感染住院。A. 示右上肺前段片状密度增高影。B. 经治疗后右上肺片影吸收,但示前段支气管狭窄,壁厚僵硬,普通 X 线检查阴性。手术病理证实为早期鳞癌。

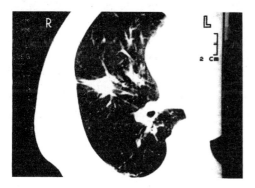

图1-20　周围型肺癌

右中叶外侧段病变,外形不规则,呈星状。

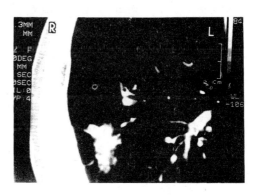

图1-21　周围型肺癌

右下肺外基底段斑片状密度增高影,边缘不规则、毛糙、密度不均匀,术前诊断为肺结核,病理证实为细支气管肺泡癌。

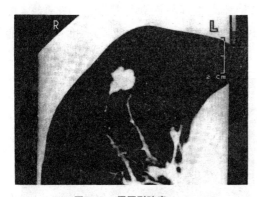

图1-22　周围型肺癌

右肺中叶外侧段结节状密度增高影,大小为1.6cm×2.0cm,边缘不规则,有深分叶改变,病理证实为腺癌。

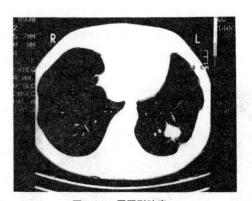

图1-23　周围型肺癌

左下肺后基底段结节影,边缘有细短毛刺。

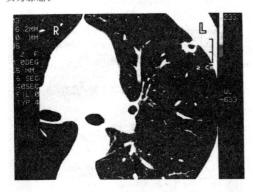

图1-24　周围型肺癌

左上肺前段胸膜下小结节影大小约 0.9cm×1.0cm,内有小圆形空气密度影—空泡征;病理证实为细支气管肺泡癌。

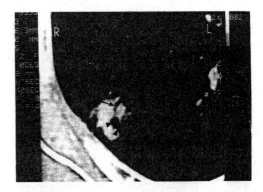

图1-25　周围型肺癌

右上肺后段斑片状影,可见细支气管充气征(↑)与空泡征(▲),病理证实为细支气管肺泡癌。

(4)血管支气管集束征:肿块周围常可见血管与小支气管向病变聚集(图1-26),我院97 例直径 3cm 以下的肺癌,其中 68 例(70%)有此征象。

(5)病变远侧(胸膜侧)模糊小片影或楔形致密影:此为小支气管与细支气管阻塞的表现(图 1-27)。

(6)亚段以下支气管截断,变窄。

(7)空洞:肺癌的空洞形态不规则,洞壁厚薄不均,可见壁结节(图1-28);多见于鳞癌,其次为腺癌。

(8)胸膜凹陷征:因肿瘤内瘢痕形成,易牵扯脏层胸膜形成胸膜凹陷征(图1-29),肺癌胸膜改变较局限。

上述周围型肺癌的征象于病变早期即显示十分清楚,明确。对于某一病人来说不一定具备所有这些征象,可能只出现2～3个征象。

周围型肺癌中需特别提出的是孤立型细支气管肺泡癌,在常规 X 线上常被误诊为结核或炎症或因病变较小而漏诊。而 CT 表现有一定特征,如能对它的 CT 表现有一定认识,一般能做出正确诊断。根据我院经手术病理证实的 38 例细支气管肺泡癌的 CT 诊断分析,细支气管肺泡癌除有一般肺癌 CT 征象外,尚有以下几个特点:①病变位于肺野外周胸膜下。②形态不规则成星状或斑片状。③多数(约 76%)病变有空泡征或/和空气支气管征。④胸膜凹陷征发生率高。

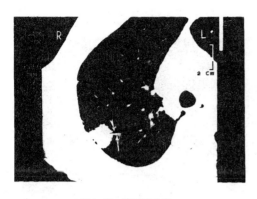

图1-26　周围型肺癌

左下肺背段结节样病变,可见与血管(↑)与细支气管(↑)相连接。

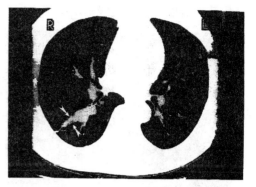

图1-27　周围型肺癌

右下叶背段支气管外侧支中断,其远侧有一分叶状肿块,略呈葫芦状,其胸膜侧有楔形密度增高影(↑)。

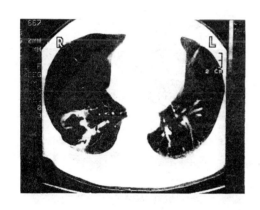

图1-28　周围型肺癌

右下肺背段空洞性病变,其壁厚薄不均,内缘有壁结节。病理证实为腺癌。

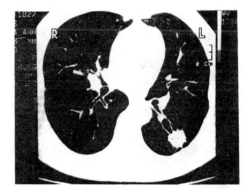

图1-29　周围型肺癌

示胸膜凹陷征,空泡征,并见病变与血管连接,病理证实为鳞癌。

3.弥漫型肺癌

见于弥漫型细支气管肺泡癌,有两种情况:①病变累及一个肺段或整个肺叶。②病变广泛分布于两肺。因其手术机会少,不易被证实。我院总结 14 例经手术或/和病理证实的弥漫型细支气管肺泡癌的 CT 表现。根据病变形态可分为四个亚型:①蜂房型;②实变型;③多灶型;④混合型。可归纳为 5 个有特征性的征象:①蜂房征:病变区内密度不均,呈蜂房状气腔,大小不一,为圆形及多边形(图 1-30),其病理基础是癌细胞沿着肺泡细支气管壁生长,但不破坏其基本结构,而使其不规则增厚,故肺泡腔不同程度存在;此征与支气管充气征同时存在,有定性意义。②支气管充气征:与一般急性炎性病变不同,其特点是:管壁不规则,凹凸不平;普遍性狭窄;支气管呈僵硬,扭曲;主要是较大的支气管,较小的支气管多不能显示,呈枯树枝状(图 1-31);可与炎症性病变相鉴别。③磨玻璃征:受累肺组织呈近似水样密度的网格状结构,呈磨玻璃样外观,其病理基础是受累增厚的肺泡内充满粘蛋白或其他渗液。④血管造影征:增强扫描前可见病变以肺叶,肺段分布,呈楔形的实变,病变尖端指向肺门;外围与胸膜相连;密度均匀一致,边缘平直,亦可稍外凸或内凸,无支气管充气征(图 1-32);增强后可见均匀一致的低密度区内树枝状血管增强影。⑤两肺弥漫分布的斑片状与结节状影(图 1-33)。

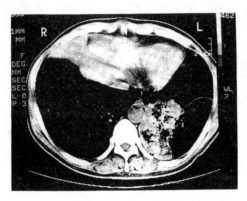

图1-30 弥漫型细支气管肺泡癌
左下肺病变内显示蜂窝征。

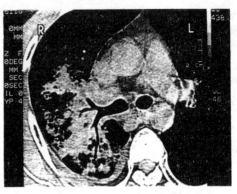

图1-31 弥漫型细支气管肺泡癌
病变内显示支气管充气征与蜂窝征,前者呈枯树枝状。

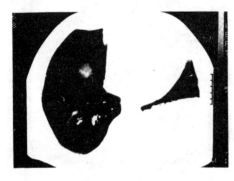

A

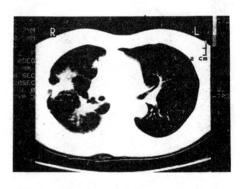

A

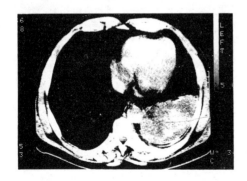

B

图1-32 弥漫型细支气管肺泡癌
A. 肺窗,B. 纵隔窗,示左下叶实变,呈软组织密度,前缘稍外凸,病变内未见支气管充气征。

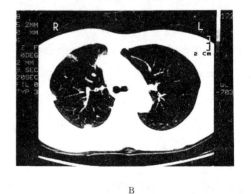

B

图1-33 弥漫型细支气管肺泡癌
A. 经过左上叶支气管层面示右肺野内多发斑片状影,形态不规则,有胸膜凹陷改变。B. 经过气管隆突层面,于胸膜下与纵隔旁多个结节状影,手术病理证实为细支气管肺泡癌。

4.多发性原发性支气管肺癌(简称多原发性肺癌)

是指肺内发生两个或两个以上的原发性肺癌。肺内同时发生的肿瘤,称同时性;切除原发性肺癌后,出现第二个原发性肺癌,称异时性。其发生率,国外文献报道多在1%～5%,自1980年以来,国内文献报道在0.5%～1.6%,较国外报道明显偏低。多原发性肺癌的诊断标准:异时性:组织学不同;组织学相同,但间隔2年以上;需原位癌;第二个癌在不同肺叶;并且二者共同的淋巴引流部位无癌;诊断时无肺外转移。同时性:肿瘤大体检查不同并分开;组织学不同;组织学相同,但在不同段、叶或肺,并属原位癌或二者共同的淋巴引流部分无癌,诊断时无肺外转移。

5.肺癌的临床分期与CT的作用

对肺癌进行分期的目的在于提供一个判定肺癌病变发展程度的统一衡量标准,从而有助于估计预后,制定治疗方案和评价疗效,目前通常所采用的是经1986年修改的TNM分类方法。T表示肿瘤的大小与范围;N是区域性淋巴结受累,M为胸外远处转移。CT在支气管肺癌临床分期中有很大作用,它是TNM放射学分类的最佳方法,与普通X线比较,在肺癌分类上CT有以下优点:

(1)CT可显示肿瘤直接侵犯邻近器官:肿瘤直接侵入纵隔的CT表现为纵隔脂肪间隙消失(图1-34),肿瘤与纵隔结构相连。纵隔广泛受侵时,CT扫描分不清纵隔内解剖结构。

CT可清楚显示肿瘤侵犯血管的范围与程度,对术前判断能否切除很有帮助。当肿瘤与主动脉接触,但两者间有脂肪线相隔时,一般能切除(图1-35);当肿瘤与主动脉或肺动脉粘连时,CT表现为肿瘤与大血管界线消失,文献报告肿瘤包绕主动脉,上腔静脉在周径1/2以上时一般均不易切除。

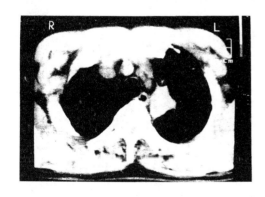 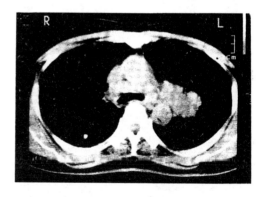

图1-34　肺癌侵犯纵隔

左上肺尖后段有一不规则肿块影,密度均匀,病变侵犯纵隔内脂肪,其下邻近层面可见与主动脉弓顶后部紧贴。

图1-35　肺癌侵犯纵隔

左肺门有一不规则肿块影与降主动脉紧贴,但两者间有线状脂肪密度影相隔,气管隆突前方有数个结节状软组织密度影,气管隆突前缘受压变平。手术病理证实为右上肺鳞癌,纵隔淋巴结转移,肿块与降主动脉无粘连。

邻近肿块处的心包增厚,粘连或心包积液表明肿瘤直接侵犯心包或心包转移。

(2)CT能显示纵隔淋巴结肿大:有无淋巴结转移是肺癌临床分期中很重要的因素。即使肿瘤很小,如有淋巴结转移,就要归入到Ⅱ期或Ⅲ期;有无肺门或纵隔淋巴结转移是比原发肺肿瘤大小更重要的观察肺癌远期预后的指标。一般以直径大于 10～15mm 作为淋巴结转移的标准,CT 发现淋巴结增大的敏感性较高,达 70％以上,但特异性较低,定性差,病因学诊断仍需组织学检查。CT 检查可指明肿大淋巴结的部位,以帮助选择最合适的组织学检查方法。如经颈或经支气管镜纵隔活检,胸骨旁纵隔探查术等。

原发性肺癌有一定的引流扩散途径,右肺癌一开始就有转移到同侧肺门淋巴结的趋向(10R),然后转移到右气管旁淋巴结(2R,4R),很少转移到对侧淋巴结(约 3％),但左侧肺癌在同侧淋巴结转移后常播散到对侧淋巴结。左上肺癌通常一开始转移到主肺动脉窗淋巴结,左上叶和左下叶的肺癌首先播散到左气管支气管区域(10L)淋巴结。右肺中叶和两下肺癌常在早期播散到隆突下淋巴结(图 1-36)。下叶病变也可扩展到食管旁,肺韧带和膈上淋巴结,熟悉这种引流途径有助于对纵隔、肺门淋巴结的性质做出评价;如右肺癌的病人很少可能只有主肺动脉窗淋巴结转移,此区域的孤立淋巴结肿大很可能系其它原因如结核性肉芽肿所致。

(3)CT 对肺癌侵犯胸膜的诊断价值:周围型肺癌直接侵犯胸膜及胸膜转移均可引起胸膜病变,CT 上表现为肿瘤附近限局性胸膜增厚,胸膜肿块及胸腔积液等胸膜转移征象(图 1-37),肿块附近胸膜增厚为肿瘤直接浸润。

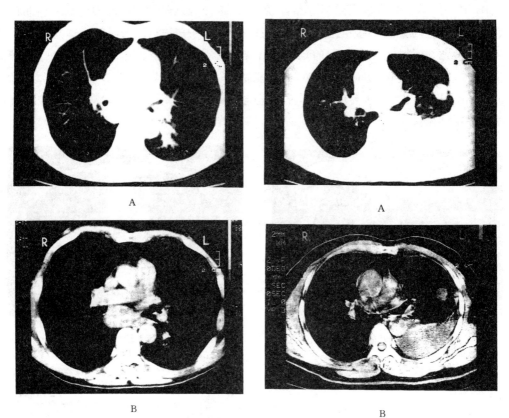

图1-36 左下肺癌隆突下淋巴结转移

A. 肺实质像,B. 软组织像左下叶背段结节状病变约 1.5cm×2cm 大小,左肺门增大,并不规则,隆突下有 4cm×3cm 大小软组织密度肿块。病理证实为左下肺癌,左肺门及隆突下淋巴结转移。

图1-37 左上肺癌侵犯胸膜

A. 肺窗像,B. 纵隔窗像。

左上肺外带胸膜下有一结节状病变,其外侧胸膜增厚并有凹陷,胸腔中等量积液,病理证实为肺泡癌胸膜转移。

(4)可以确定远处脏器转移:肺癌容易转移到肾上腺、脑、肝等远处脏器,尸检资料提示肺癌有 35%～38%转移到肾上腺,以双侧转移多见。脑转移可以发生在原发肺癌之前。对于上述器官的 CT 扫描,对肺癌临床分期与确定能否手术很有必要。有些医院主张将肺癌病人的CT 扫描范围扩大包括上腹部与肾上腺区。

此外,CT 还可显示肿瘤直接侵犯胸壁软组织与附近骨结构以及骨转移的征象。肺癌可直接侵犯或转移至胸骨,胸椎,肋骨,引起骨质破坏与软组织肿块(图 1-38、1-39),CT 上骨质破坏表现为形状不规则、边缘不整齐之低密度,少数病灶可为成骨性转移,CT 显示为受累的骨密度增高。

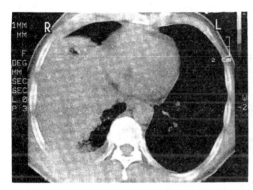 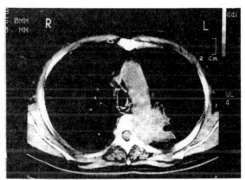

图1-38 肺癌侵犯肋骨与心包 　　　　　　图1-39 肺癌直接侵犯椎体
右下肺巨大软组织密度肿块影与心影相连,右　　　左上肺尖后段椎旁不规则软组织密度肿块影,
侧心包影消失。后胸壁肋骨破坏消失并有胸壁软　　靠近胸椎椎体左缘骨质受侵蚀破坏。
织肿块影,为肺癌(鳞癌)侵犯胸壁、肋骨及心包。

【鉴别诊断】

1.中央型肺癌

中央型肺癌有典型的 CT 表现,一般诊断不难,但有时它所引起的支气管阻塞性改变与支气管内膜结核所引起的表现在鉴别上存在一定困难。支气管内膜结核可引起肺叶不张,甚至一侧全肺不张,在 CT 上支气管腔显示逐渐变窄而呈闭塞,但不形成息肉样或杯口样肿块影;支气管内膜结核在狭窄的支气管周围很少形成明显的肿块影,通常没有明显的肺门或纵隔淋巴结肿大;如有淋巴结肿大一般较小,位于气管旁,通常可见钙化,在肺内常可见支气管播散病灶可作参考,支气管内膜结核多见于青年人。

中央型肺癌尚需与引起肺门肿块的其它疾病相鉴别。这些疾病包括转移性肿瘤、淋巴瘤、淋巴结结核、结节病以及化脓性炎症等,其中除淋巴结核外,肺门淋巴结肿大,大多见两侧,支气管腔无狭窄,无腔内肿块,有时有压迫移位,但内壁光滑,肿大淋巴结位于支气管壁外。

2.周围型肺癌

肺内孤立型球形病变的病因很多,以肺癌与结核球多见,其它还有转移瘤、良性肿瘤,球形肺炎,支气管囊肿等,应注意鉴别。

(1)结核球:边缘多光滑,多无分叶毛刺,病灶内可见微细钙化,呈弥漫或均匀一致性分布,CT 值多高于 160Hu,可有边缘性空洞呈裂隙状或新月形;结核周围大多有卫星病灶,局限性胸膜增厚多见。

（2）转移瘤：转移瘤有各种形态，一般病灶多发，大小不同，形态相似，由于转移瘤来自于肺毛细血管后静脉，因而病变与支气管无关系。

（3）良性肿瘤：病变密度均匀，边缘光滑，分叶切迹不明显，多无细短毛刺与锯齿征以及胸膜皱缩，无空泡征与支气管充气征。错构瘤内可见钙化，其 CT 值可高于 160HU，也可见脂肪组织，CT 值在 0～−50HU 以下。

（4）支气管囊肿：含液支气管囊肿发生在肺内可呈孤立肿块性阴影；CT 表现为边缘光滑清楚的肿块，密度均匀，CT 值在 0～20HU，但当囊肿内蛋白成分丰富时，可达 30HU 以上，增强扫描，无增强改变。

（5）球形肺炎：多呈圆形或类圆形，边缘欠清楚，病变为炎性且密度均匀，多无钙化，有时周围可见细长毛刺，周围胸膜反应较显著，抗感染治疗短期复查逐渐缩小。

（6）肺动静脉瘘或动静脉畸形：CT 上为软组织密度肿块，呈圆形或椭圆形，可略有分叶状，边缘清晰，病灶和肺门之间有粗大血管影相连，增强动态扫描呈血管增强，有助于与非血管性疾病鉴别。

（二）腺瘤

支气管腺瘤发生于支气管粘膜腺体上皮细胞，以女性患者较多见。

【病理】

支气管腺瘤可分为两种类型，类癌型和唾液腺型，以前者多见，约占 85％～95％。唾液腺瘤又可分圆柱瘤（腺样囊性癌）、粘液表皮样腺瘤和多形性腺瘤（混合瘤），约 3/4 的支气管腺瘤发生于大支气管为中央型，支气管镜检查可以看到肿瘤。中央型腺瘤常向支气管腔内生长呈息肉样，引起支气管腔的狭窄，阻塞，产生阻塞性肺炎，肺不张，支气管扩张等继发改变。

类癌型腺瘤是低度恶性的肿瘤，常常有局部侵犯，可累及支气管壁并向外生长，形成肺门肿块，可转移到局部淋巴结并可有远处转移。

【临床表现】

中央型腺瘤可引起支气管腔的阻塞，产生阻塞性肺炎，肺不张，引起发热，咳嗽，咳痰和咯血。类癌型腺瘤偶可产生类癌综合征，出现面部潮红、发热、恶心、呕吐、腹泻、低血压，支气管哮鸣、呼吸困难、以及心前区有收缩期杂音等。

【CT 表现】

中央型支气管腺瘤表现为支气管腔内息肉样肿瘤（图 1-40），支气管腔阻塞中断，断端常呈杯口状。其远侧可有阻塞性炎症或肺不张表现。反复感染发作可导致支气管扩张或肺脓肿。当肿瘤侵犯支气管壁并向壁外发展形成肺门肿块以及转移到肺门淋巴结时与支气管肺癌难以鉴别。周围型支气管腺瘤 CT 表现为肺野内球形病变，通常轮廓清楚，整齐而光滑，密度均匀，不形成空洞，可有钙化，但很少见。CT 表现接近于良性肿瘤（图 1-41）。但有些腺瘤可有分叶征象，并可伴有细小毛刺影，使其与肺癌甚为相似（图 1-42）。

（三）肺部其它肿瘤与肿瘤样病变

Ⅰ.肺部原发性良性肿瘤

肺部原发性肿瘤比较少见，肿瘤类型很多，包括平滑肌瘤、纤维瘤、脂肪瘤、血管瘤、神经源性肿瘤、软骨瘤等，错构瘤虽属发育方面的因素引起，但性质近似良性肿瘤，故归入本节叙述。

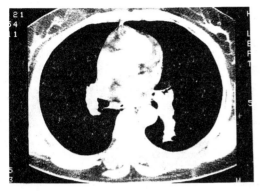

图1-40　中央型支气管腺瘤

左下叶背段支气管开口处有一息肉样肿瘤(↑)
向下叶支气管腔内突出,背段支气管阻塞致肺段性
不张与炎症。

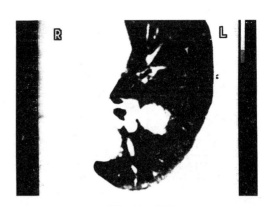

图1-41　类癌

左下肺有一类圆形病变,直径约 2cm,轮廓清
楚,密度均匀,边缘欠光整梢有分叶。

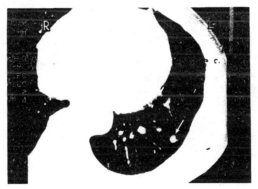

图1-42　类癌

左下肺外基底段小结节影(↑),直径约 0.7cm,
轮廓清楚,外缘有分叶,手术病理证实为类癌。

这些肿瘤多数无任何症状,于胸部 X 线检查时才被发现。有些周围型肿瘤可有痰中带血。发生于大支气管者可以引起支气管腔的阻塞,产生阻塞性肺炎和肺不张的症状。

【CT 表现】

大多数没有特征性的 CT 征象,不同类型的肿瘤 CT 表现相似,很难加以区别,发生于周围肺组织的肿瘤,通常表现为肺内球形肿块,边缘清楚,整齐而光滑,形态多为圆形或椭圆形,可以有分叶,但多为浅分叶(图 1-43),多数密度均匀,但不少良性肿瘤可有钙化,错构瘤与软骨瘤的钙化更为多见。钙化通常为斑点状或结节状,可自少量至大量。错构瘤钙化可表现为爆米花样。脂肪瘤呈脂肪密度。含有脂肪组织的肿瘤密度部分下降,少数错构瘤有此征象(图 1-44),其 CT 值常在－50HU 以下。空洞在良性肿瘤极少见,病变周围无卫星灶。良性肿瘤生长缓慢,无肺门及纵隔淋巴结肿大。

Ⅱ.肺炎性假瘤

肺炎性假瘤是非特异性炎症细胞集聚,导致的肺内肿瘤样病变,但并非是真正的肿瘤,也不是另一些特异性炎症所引起的肿瘤样病变,例如结核球,因此称为炎性假瘤。其发病率约为肺内良性球形病变的第二位。女性中较多见,发病大多为中年人。其病理分型尚不统一,根据

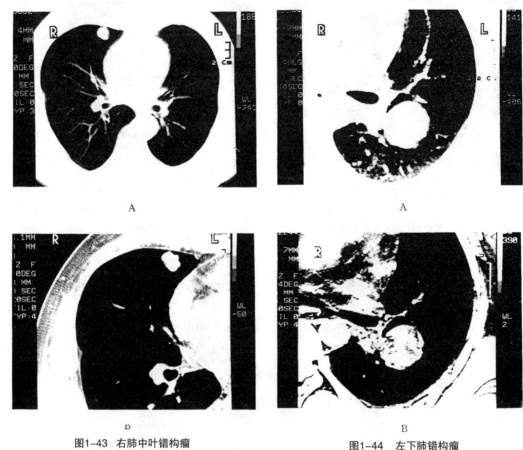

图1-43 右肺中叶错构瘤

A. 肺窗与 B. 纵隔窗:右肺中叶内侧段胸膜下结节影,轮廓清楚,边缘光滑,密度均匀,其内前缘有浅分叶,术前诊断为肺癌。

图1-44 左下肺错构瘤

女,29 岁。A. 肺窗像,B. 纵隔窗像;左下肺背段球形病变,轮廓清楚,边缘光滑无分叶,密度较低,CT 值－90HU。

细胞及间质成分之不同,可有多种名称,如纤维组织细胞瘤,黄色瘤样肉芽肿,浆细胞肉芽肿,纤维性黄色瘤,硬化性血管瘤等。肺炎性假瘤可有包膜或无包膜。

病人大多有急性或慢性的肺部感染病史,约 1/3 的病人无临床症状,或症状甚轻微。多数仅有胸疼、胸闷、干咳;少数患者痰中带血丝,一般无发烧。

【CT 表现】

病灶多近肺边缘部,与胸膜紧贴或有粘连,呈圆形或卵圆形结节或肿块;直径自小于 1cm 至 10cm 以下,多为 2～4cm;边缘清楚,锐利。多无分叶,偶有小切迹,亦可呈不规则形,边缘较毛糙,肿块周围可有粗长条索血管纹理或棘状突起。密度多数均匀,但个别病例可有钙化或发生空洞。较大的病灶可有空气支气管征。纵隔内多无淋巴结肿大,这一点有利良性病变的诊断。总之,本病在 CT 上具有良性病变的征象,但缺乏特征性表现。

(四)肺转移瘤

CT 扫描能发现绝大多数直径在 2～3mm 以上的小结节,肺内结节只要大于相应部位的肺血管在 CT 上就能发现;30% 的恶性肿瘤有肺部转移病变,而其中约有半数仅局限于肺部,胸部 X 线检查是转移瘤的重要的检查手段,但其检出率远不如 CT,在常规 X 线平片上,许多直径 0.5～1.0cm 的结节不易发现,尤其是胸膜下,肺尖,膈肋角的病变。

肺部转移瘤可分为血行转移与淋巴路转移两种,可有以下几种表现:

1.两肺单发或多发结节或球形病灶

单个的肺内转移病变通常轮廓较清楚,比较光滑,但可有分叶征象(图 1-45),此与原发周围型肺癌鉴别较困难;一般说后者多有小棘状突起或锯齿征及细短毛刺。两肺多发结节病灶多分布在两肺中下部,边缘较清楚,呈软组织密度,病灶大小不一致,形态相似。

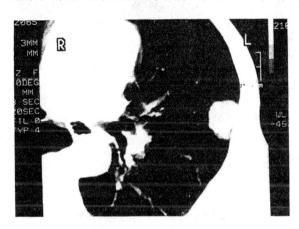

图1-45 左上肺孤立性转移瘤

左上肺舌下段胸膜下类圆形结节,稍有浅分叶,
边缘光滑,密度较均匀,手术病理证实为肾移行细胞
癌肺转移。

2.两肺弥漫性粟粒样病变

直径为 2～4mm 的小结节,通常轮廓比较清楚,密度比较均匀。CT 能显示直径为 2mm 的胸膜下结节,其分布一般以中下肺野为多。较多见于血供丰富的原发肿瘤,如肾癌,甲状腺癌和绒毛膜上皮癌等恶性肿瘤。

3.癌性淋巴管炎表现

淋巴性转移 CT 表现为支气管血管束结节状增厚,小叶间隔与叶间裂增厚;多角形线影及弥漫网状阴影(图 1-46)。其病理基础是由于支气管血管周围的淋巴管,小叶间隔淋巴管,胸膜下淋巴管以及肺周围引向肺门周围的淋巴管内有癌结节沉积,继发淋巴管阻塞性水肿并扩张,导致间质性肺水肿及间质性肺纤维化所致。

淋巴转移呈多灶性,常侵犯一个肺叶或肺段,支气管束不规则增厚,可呈串珠状或结节状阴影。小叶中心结构的增厚可造成次肺小叶中心的蜘蛛样改变,靠近横膈处可获得小叶之横切面,呈现 1～2cm 直径的增厚的多角形结构,此外可见胸膜增厚及胸腔积液。

肿瘤的淋巴管播散最多见于乳腺癌,胃癌,前列腺癌,胰腺癌和未知原发部位的腺癌,高分辨 CT 诊断淋巴管转移的准确性较高,可免去肺活检。

4.单发或多发空洞

肺转移瘤可呈单发或多发空洞影,一般转移瘤引起的单发空洞壁厚度不均,但有的较均

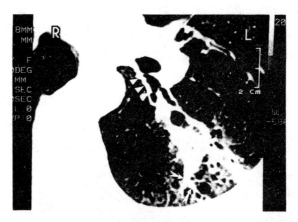

图1-46 肺癌癌性淋巴管炎
左下肺背段空洞型腺癌,其周围主要是病变胸
膜侧血管束呈结节状增厚(↑),支气管壁增厚
(△△),肺纹理呈网格状改变。

匀,可误认为化脓性炎症和结核。

第三节 肺结核

一、概述

结核病是由结核分枝杆菌引起的慢性传染病,可侵及许多脏器,以肺部受累形成肺结核最为常见。排菌患者为其重要的传染源。人体感染结核菌后不一定发病,当抵抗力降低或细胞介导的变态反应增高时,才可能引起临床发病。本病的基本病理特征为渗出、干酪样坏死及其他增殖性组织反应,可形成空洞。除少数起病急骤外,临床上多呈慢性过程。表现为低热、消瘦、乏力等全身症状与咳嗽、咯血等呼吸系统表现。若能及时诊断,并予合理治疗,大多可获临床痊愈。从 20 世纪 80 年代中后期以来,肺结核的发病率有所上升,特别是在发展中国家更为明显。由于农村流动人口增加、老年人及糖尿病患者增多、免疫缺陷病毒感染患病率升高、脏器移植手术普遍开展及免疫抑制剂的使用,增加了肺结核的发病概率。在我国,过去和现在肺结核都是临床常见病之一。是当前一个突出的公共卫生问题,也是全国十大死亡病因之一。

临床症状、结核菌素试验(PPD)、聚合酶链式反应(PCR)、痰检及痰培养、影像检查、纤维支气管镜检查、纵隔镜检查及淋巴结、肺、胸膜穿刺活检是肺结核的诊断方法。在无创的检查方法中,临床症状和体征、痰检及痰培养、PPD、PCR 及影像检查是初步检查方法。若临床症状和体征不明显或不典型、痰菌阴性、PPD 一般阳性,此时就突出了影像诊断的重要性,对于免疫功能低下的患者尤为重要,因为这些患者临床症状均不典型。在有创检查过程中,有些病例得不到支持结核诊断的材料;有的经纵隔镜活检,病理报告为增殖性结核但不排除结节病,临床医师常希望从影像检查得到诊断结核病的支持。特别是对于老年人、糖尿病、艾滋病、脏器移植及晚期肿瘤患者合并结核,常由于临床症状、影像表现不典型发生诊断困难。

胸部疾病的影像诊断中,一些疾病与肺结核的鉴别诊断是常常遇见的棘手问题。胸部CT对于肺结核的影像诊断及鉴别有很大帮助。

【病理】

1. 结核的病理改变

是影像诊断的基础。结核病的基本病理变化:

(1)渗出为主的结核病变:结核菌经呼吸道进入人体后,如果结核菌毒力强、数量多、患者机体免疫功能低下,处于变态反应状态时,可导致肺泡炎发生。表现为充血、水肿与白细胞浸润。早期渗出性病变中有嗜中性粒细胞,以后逐渐被单核细胞(吞噬细胞)所代替。在大单核细胞内可见到吞入的结核菌。病变可占据小叶、次肺段、肺段,甚至肺大叶。渗出性病变通常出现在结核炎症的早期或病灶恶化时,亦可见于浆膜结核。当病情好转时,渗出性病变可完全消散吸收。

(2)增生为主的结核病变:开始时可有一短暂的渗出阶段。当大单核细胞吞噬并消化了结核菌后,菌的磷脂成分使大单核细胞形态变大而扁平,类似上皮细胞,称"类上皮细胞"。类上皮细胞聚集成团,中央可出现朗汉斯巨细胞。后者可将结核菌抗原的信息传递给淋巴细胞,在其外围常有较多的淋巴细胞,形成典型的结核结节,为结核病的特征性病变,"结核"也因此得名。结核结节中通常不易找到结核菌。增生为主的病变多发生在菌量较少、人体细胞介导免疫占优势的情况下。

(3)变质为主的病变(干酪样坏死):常发生在渗出或增生性病变的基础上。若机体抵抗力降低、菌量过多、变态反应强烈,渗出性病变中结核菌战胜巨噬细胞后不断繁殖,使细胞浑浊肿胀后,发生脂肪变性,溶解碎裂,直至细胞坏死。炎症细胞死后释放蛋白溶解酶,使组织溶解坏死,形成凝固性坏死。因含多量脂质使病灶在肉眼观察时呈黄灰色,质松而脆,状似干酪,故名干酪样坏死。镜检可见一片凝固的、染成伊红色的、无结构的坏死组织。干酪性坏死被纤维组织包裹形成的球形病灶大于2cm时称为结核球或结核瘤。

人体免疫力及变态反应性、结核菌入侵的数量及其毒力,与结核病变的性质、范围,从一种病理类型转变为另一类型的可能性与速度均有密切关系。上述三种病变可同时存在于一个肺部病灶中,但通常有一种是主要的。例如在渗出性及增生性病变的中央,可出现少量干酪样坏死;而变质为主的病变,常同时伴有程度不同的渗出与结核结节的形成。

2. 结核病变的转归

干酪样坏死病灶中结核菌大量繁殖引起液化,与中性粒细胞及大单核细胞浸润有关。液化的干酪样坏死物部分可被吸收,部分由支气管排出后形成空洞,或在肺内引起支气管播散。当人体免疫力增强及使用抗结核药物治疗,病灶可逐渐愈合。渗出性病灶通过单核-吞噬细胞系统的吞噬作用而吸收消散,甚至不留瘢痕,较小的干酪样坏死或增生性病变亦可经治疗后缩小、吸收,仅留下轻微纤维瘢痕。病灶在愈合过程中常伴有纤维组织增生,形成条索状瘢痕。干酪样病灶亦可因失水、收缩及钙盐沉着,最终形成钙化灶而愈合。

另外,还有空洞瘢痕性愈合和空洞净化愈合。新形成的薄壁空洞,其内容物排出后引流支气管闭塞,空洞内压下降、洞壁萎缩,经肉芽组织及纤维组织增生而愈合——空洞瘢痕性愈合。慢性纤维空洞难以闭合,一旦洞内细菌被消灭(多次痰检结核菌阴性),支气管上皮长入,此时则称之为净化空洞。

3.结核病灶的播散与恶化

人体初次感染结核菌时,结核菌可被细胞吞噬,经淋巴管带至肺门淋巴结,少量结核菌可进入血循环播散至全身,但可能并无显著临床症状(隐性菌血症)。若坏死病灶侵蚀血管,结核菌可通过血循环,引起包括肺在内的全身粟粒型结核,如脑膜、骨、肾结核等。肺内结核菌可沿支气管播散,在肺的其他部位形成新的结核病灶。吞入大量含结核菌的痰进入胃肠道,亦可引起肠结核、腹膜结核等。肺结核可直接扩展至胸膜引起结核性胸膜炎。

结核病理改变的演变与机体全身免疫功能及肺局部免疫力的强弱有关。纤维化是免疫力强的表现,而空洞形成则常表示其免疫力低下。

【临床表现】

肺结核的常见临床表现有咳嗽、咯血及胸痛,但也有的患者症状不明显。常见的全身性症状可表现发热、疲乏、无力、食欲减退及消瘦等。痰中找到结核菌或痰培养阳性及纤维支气管镜检查发现结核性病变是诊断肺结核可靠的根据。结核菌素反应阳性对于小儿肺结核诊断有价值。

综合临床情况、痰菌检查和影像学表现对肺结核进行病程分期。肺结核分为三期。①进展期:新发现的肺内病变,病变的大小及形态在动态观察中有变化,病灶较前增大增多,出现空洞或原有空洞增大,痰检结核菌阳性。②好转期:病变较前缩小,空洞缩小或闭合,连续 3 个月痰菌转阴,每月至少一次涂片或集菌法检查均为阴性。③稳定期:病变无活动,空洞闭合,痰内结核菌连续检查 6 个月以上均为阴性。对于空洞未有吸收的患者痰内结核菌连续阴性 1 年以上。稳定期为非活动性肺结核,属临床治愈。再经过 2 年,如病变大小仍无变化,痰内结核菌持续为阴性,应视为临床痊愈。有空洞者需观察 3 年才能作为临床痊愈的判断。

自 1978 年起,国内采用肺结核的五大分类法,Ⅰ型:原发型肺结核,分为原发性综合征和胸内淋巴结结核。Ⅱ型:血行播散型肺结核,分为急性和慢性及亚急性血行播散型肺结核。Ⅲ型:浸润型肺结核。Ⅳ型:纤维空洞型肺结核。Ⅴ型:结核性胸膜炎。1998 年提出新的中国结核病分类法,把Ⅲ型改为继发型肺结核,包括以增殖、浸润、干酪病变或坏死为主的多种病理改变。Ⅳ型为结核性胸膜炎。Ⅴ型为其他结核病,包括多种肺外结核。

结核病分原发和继发性,初染时多为原发(Ⅰ型);而原发性感染后遗留的病灶,在人抵抗力下降时,可能重新感染,通过血循环播散或直接蔓延而致继发感染(Ⅱ型~Ⅳ型)。

二、原发型肺结核

原发型肺结核(Ⅰ型)为初次感染结核,多发生于儿童,故又称儿童型肺结核病,但也偶见于未感染过结核杆菌的青少年和成人。一般症状轻微,婴幼儿发病较急,可有高热,体温可达 39~40℃。

病变由呼吸道感染。结核杆菌经呼吸道吸入后,经支气管、细支气管、肺泡管到肺泡,在肺实质内形成单发或多发的原发病灶,病理上为浆液性或纤维素性急性渗出性肺泡炎症。同时原发病灶内的结核杆菌沿淋巴管蔓延,至所属的肺门淋巴结,引起结核性淋巴管炎与结核性淋巴结炎。肺部原发病灶、淋巴管炎和淋巴结炎三者呈哑铃状,肺原发灶、结核性淋巴管炎与结核性淋巴结炎三者合称为原发性综合征。原发病灶可扩大、融合,甚至可累及整个肺叶。原发灶累及临近胸膜可形成纤维素性胸膜炎。

绝大多数(98%)原发型肺结核预后较好。原发病灶需 0.5～2 年时间才能完全被吸收清除,或经纤维化(其内仍有残存的结核杆菌存活)、钙化而愈合,少数者还可形成结核球在肺内长期存在;淋巴结内干酪样坏死难以完全吸收,须逐渐经纤维化、钙化而愈合,有时仅部分愈合而成为体内潜伏的病灶。

少数原发型肺结核进展恶化:①原发病灶发生干酪样坏死、液化并经支气管排出,形成原发性空洞;或原发病灶干酪样坏死范围扩大,发展成为大叶性干酪性肺炎。②肺门淋巴结因干酪样坏死而破溃,可形成淋巴结-支气管瘘。

原发性空洞内及淋巴结内液化的干酪样坏死物经支气管引流、排出可引发支气管结核,播散到肺的其他部位形成小叶性干酪性肺炎(较少见);或经血流(破坏肺静脉分支→左心→体循环)播散至全身各器官,如肺、脑、肾等处,形成急性全身粟粒型结核病;亦可直接(破坏体静脉→右心→肺动脉)播散至肺内形成急性血行播散型肺结核。原发型肺结核进展恶化经淋巴和血流播散者较常见。

【影像学表现】

1.X 线

(1)原发性综合征:原发病灶在胸片上为圆形、类圆形或斑片状边缘模糊阴影,或为肺段、肺叶范围的阴影,边界不清,可见于肺的任何部位,以上叶下部或卜叶上部靠近胸膜处多见。结核性淋巴结炎是原发型肺结核标志性 X 线征象,在小儿病例可多达 92%,多累及右侧气管旁组及气管、支气管组淋巴结群,表现为纵隔和(或)肺门淋巴结肿大,X 线上为突出于正常肺组织轮廓的结节影。其边缘清楚或因伴有淋巴结周围炎而模糊。结核性淋巴管炎在胸片上表现为肺内原发灶及肺门增大淋巴结两者之间的条索状阴影。典型的原发性综合征显示原发病灶、淋巴管炎和肿大的肺门淋巴结连在一起形成哑铃状。有时原发病灶范围较大,可掩盖淋巴管炎和淋巴结炎,易误为大叶性肺炎(图 1-47)。

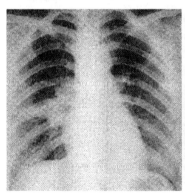 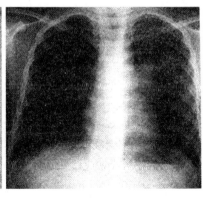

a   b

图1-47 原发性综合征

a.右肺中野片状边界模糊高密度影,与增大的右肺门相连;b.另一病例,右上肺中带片状模糊影,肺门肿大,两者间见数条条索状影

肿大淋巴结可压迫支气管引起相应肺叶不张,尤多见于右肺上、中叶支气管。

(2)胸内淋巴结结核:原发性综合征的原发病灶的病理反应一般较轻,且易吸收。淋巴结内的干酪样坏死较严重,其吸收愈合的速度较原发病灶缓慢,当原发性综合征的肺内原发灶吸收后,或肺内原发灶非常轻微,影像检查仅显示纵隔和(或)肺门淋巴结增大,称此为胸内淋巴结结核。淋巴结肿大常伴有周围组织的渗出性炎性浸润,称为炎症型。淋巴结周围炎吸收后,在淋巴结周围有一层结缔组织包绕,称为结节型。

纵隔淋巴结结核在胸片上表现为纵隔肿块阴影。单发的淋巴结增大表现为突向肺内的肿块,以右侧支气管旁淋巴结增大为常见。多数的纵隔淋巴结增大融合可引起一侧或两侧纵隔增宽,边缘凹凸不平或呈波浪状。结节型纵隔淋巴结结核表现为肺门区突出的圆形或卵圆形边界清楚的高密度影。炎症型纵隔淋巴结结核表现为边缘模糊的从肺门向外扩展的高密度影,略呈结节状。当累及气管旁淋巴结时,可见上纵隔影一侧或两侧呈弧形增宽,边缘不清

2.CT

CT 检查主要用于发现肺门、纵隔(尤其隆突下区)肿大淋巴结,显示肿大淋巴结压迫支气管引起的相应肺叶不张,尤多见于右肺上、中叶;CECT 可以明确原发病灶及肿大淋巴结内干酪样坏死。

(1)原发病灶及病灶周围炎:表现为小叶性或小叶融合性高密度影(图 1-48),其密度可不均匀,空洞形成占 PTB 的 8%~29%;亦可表现为肺段、肺叶影(婴幼儿多见),似大叶性肺炎。原发病灶干酪样坏死表现为病灶中心相对低密度区。

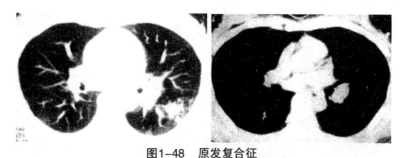

图1-48 原发复合征

左肺门淋巴结肿大,左肺下叶见边界模糊的原发病灶

(2)结核性淋巴管炎:呈多根索条状致密影自原发病灶引向肺门,尤以 HRCT 影像显示清楚。

(3)结核性淋巴结炎:结核性淋巴结炎经常中心干酪样坏死,边缘部留有结核性肉芽肿(血供较丰富);CECT 显示环形强化(85%)、多环形或网格状强化(多个坏死淋巴结融合),或为均匀性强化。不张的肺叶可有明显强化,但肿大淋巴结强化相对较弱或无明显强化。

①肺门和(或)纵隔淋巴结肿大:可发生在一侧(通常右>左侧)或双侧。以右侧气管旁组最多见,其次为右肺门组、左肺门组和隆突下组淋巴结(图 1-49、1-50)。

②肿大淋巴结伴肺叶不张:肿大淋巴结压迫支气管引起的相应肺叶不张,尤多见于右肺上、中叶支气管所属肺叶,此时肺门部可见肿块影。

③炎症掩盖下的肿大淋巴结:常规 CT(NECT)扫描仍不易区分原发病灶和病灶周围炎及其掩盖下的肿大淋巴结。

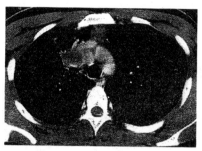

图1-49　胸内淋巴结核
CT纵隔窗增强扫描,右纵隔旁(腔静脉内侧)肿块,中央低密度坏死

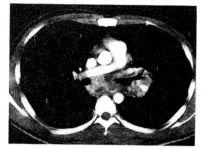

图1-50　纵隔淋巴结结核
CT增强扫描纵隔窗,隆突下、左肺门多个肿大融合呈团块影淋巴结环形强化,左上叶开口处见一外压性气管狭窄;左侧管壁光滑,强化后清晰可见

(4)急性支气管播散:原发性空洞内及淋巴结内液化的干酪样坏死物经支气管播散,可引发支气管结核,播散到肺的其他部位形成小叶性干酪性肺炎。

HRCT上,急性支气管播散病灶可表现为小叶中心分支线状影(2~4mm)——"树发芽"(TIB)征,边缘相对模糊的小叶中心结节影(2~3mm),腺泡结节影(4~10mm)以及较大的小时实变影。

【鉴别诊断】

原发复合征虽为本型肺结核典型的影像学表现,但是少见。

胸内结核性淋巴结肿大是原发型肺结核影像学标志(可单独存在),多发生在一侧(右>左),也可出现在双侧;多累及右侧气管旁组及气管、支气管组淋巴结群,表现为纵隔和(或)肺门肿块影;肿大淋巴结可压迫支气管引起相应肺叶不张,尤多见于右肺上、中叶支气管。HRCT上,肺野其他部位出现的TIB、小叶中心结节影以及腺泡结节影等支气管播散病灶亦为本型肺结核重要诊断依据。

据Leung等在X线平片上观察,抗结核化学药物治疗无疑可加速原发病灶的吸收,然而在治疗的最初3个月,X线平片常可显示"病情恶化"。HRCT检查可有助于鉴别这种短暂的X线平片上的"病情恶化"与结核病变实际进展。Akira等认为,平片上短暂的"病情恶化"在HRCT上则为明显的磨玻璃影或实变影,见于原发病灶的同侧或对侧肺野;然而,真正的结核病变恶化进展则表现为明显的大结节影和小叶中心结节影,结节影中经常伴有空洞形成。

1.婴幼儿胸腺

婴幼儿胸腺体积大、外缘突出,充满前上纵隔主动脉弓部、升主动脉与胸骨之间的血管前间隙。正位胸片上婴幼儿胸腺外缘外凸似胸内淋巴结核。X线侧位位于前纵隔,CT显示胸腺增大可鉴别。

当原发病灶及病灶周围炎表现为上叶肺段、肺叶影似大叶性肺炎时需与婴幼儿胸腺增大到足以占据胸腔上部的全部或大部分空间时作鉴别。婴幼儿胸腺的帆形影内无支气管影可鉴别。

2.大叶性、节段性肺炎

原发型肺结核的原发病灶可扩展成肺段、叶影,位于右肺上叶者则与右肺上叶大叶性肺炎相似。两者的病程有明显差别,一般来说,经治疗后结核性病变需 3～9 个月方可吸收,而急性肺炎只需 3～4 周即可吸收。MSCT 发现右侧气管旁组及气管、支气管组淋巴结增大则有助于原发型肺结核诊断。

原发型肺结核进展恶化形成原发性空洞,或原发病灶干酪样坏死范围扩大,发展成为大叶性干酪性肺炎伴多发虫蚀样空洞,往往见于机体免疫力极低、对结核菌高度过敏、变态反应过于强烈的患者。干酪样坏死物质经支气管播散可于同侧或对侧肺野内形成多发的小叶性干酪性肺炎病灶,或经血行播散至肺内形成血行播散型肺结核,此时诊断已经明确。

3.肺炎支原体肺炎(MPP)

少数累及上叶的实变影与原发型肺结核有相似的影像学表现。肺炎支原体肺炎的临床表现、影像学征象及一般实验室检查均缺乏特征性。诊断主要依靠病原体分离和血清学支原体 IgM 抗体的测定。临床实验性治疗亦有助于鉴别诊断。经大环内酯类(红霉素族)药物治疗 1～2 周后,肺部病变可有明显或完全吸收。结核病者病程长,按细菌性肺炎治疗无效,再经抗结核治疗常需 1 个月以上时间,病变可有明显吸收变小。

4.中心型肺癌

中心型肺癌合并大叶性阻塞性肺炎或肺不张,其 X 线表现似大叶性肺炎,发生于上叶者应注意与成人原发型肺结核鉴别。第 1 次检查时可能被误诊。中心型肺癌绝大多数发生于成人,儿童发病罕见。CT 检查,肺癌者上叶支气管狭窄或截断,以及狭窄或截断支气管周围软组织密度肿块影;而结核病者系肺门肿大淋巴结致支气管外压性狭窄,且主要见于儿童。

5.纵隔、肺门淋巴结增大为主的疾病

如结节病、白血病、霍奇金淋巴瘤、非霍奇金淋巴瘤等,均可引起胸内淋巴结增大,应注意与原发型肺结核鉴别。

(1)结节病:影像学上,典型者双侧肺门淋巴结对称性肿大(约占 70%)或伴有纵隔淋巴结肿大;很少只有纵隔淋巴结肿大而无肺门淋巴结肿大者,而且肿大的肺门淋巴结超过肿大的纵隔淋巴结;上述胸内淋巴结病变可同时伴有肺实质病变(如气腔性病变)。气管及肺门大支气管周围淋巴结肿大、融合可造成气管、肺门大支气管管腔外压性狭窄。不典型胸部结节病应注意与原发型肺结核及其他疾病鉴别,尤其是＞50 岁的较年长患者。结节病多见于青中年成人,发病年龄在 30～49 岁者占 55.6%,原发型肺结核则主要见于儿童。组织活检或 Kveim 试验有助于明确诊断;血清血管紧张素转化酶(SACE)升高,血、尿钙值升高,SU 的 PPD 皮肤试验阴性或弱阳性反应等有诊断意义。

(2)白血病:各型白血病均可侵及胸部。影像学上,淋巴结受累表现为双侧性纵隔与肺门淋巴结肿大,约占患者总数的 25%。肿大淋巴结边缘呈分叶状,儿童可形成巨大肿块,纵隔淋巴结肿大较肺门淋巴结肿大多见。根据白血病的临床及影像学表现,结合血液学检查资料不难与原发型肺结核鉴别。

(3)霍奇金淋巴瘤(HD):90%HD 患者继颈部、锁骨上淋巴结肿大之后,出现血管前间隙和气管前间隙淋巴结肿大,可单独存在,或同时累及纵隔其他部位淋巴结,但肺门淋巴结较少受累。纵隔淋巴结肿大程度较肺门淋巴结显著,可融合成边界清楚的分叶状肿块。HD 多见于青年,儿童少见,以无痛性、进行性淋巴结肿大最为典型。本病最后要依据血液学检查或浅表淋巴结活检经病理学确诊。

(4)非霍奇金淋巴瘤(NHL):NHL 可侵犯单侧血管前间隙淋巴结,轮廓规整、清楚,但多数向后纵隔淋巴结蔓延;继之侵犯气管旁及气管隆嵴下淋巴结,最后侵犯肺门淋巴结。NHL 仅有肺门淋巴结增大。大多数 NHL 是在疾病晚期才侵犯肺脏,常由纵隔、肺门淋巴结直接蔓延所致。NHL 仅有肺部病变而无胸腔内淋巴结病变更为多见,此即所谓原发性 NHL。本病最后要依据血液学检查或浅表淋巴结活检经病理学确诊。NHL 可见于各种年龄组,其临床表现基本同 HD。

三、血行播散型肺结核

结核杆菌侵入血液循环后引起血行播散型肺结核(Ⅱ型)。根据结核杆菌侵入血循环的途径、数量、次数和机体的反应,可分为急性粟粒性肺结核、亚急性或慢性血行播散型肺结核。

(一)急性血行播散型肺结核

急性血行播散型肺结核又称为急性粟粒型肺结核。本病是大量结核菌一次或在极短期间内多次侵入血液循环而引起。肺内结节为结核性肉芽肿。结核菌从毛细血管进入肺间质,在支气管血管束、小叶中心、小叶间隔、胸膜下及肺实质内形成结核结节。

患者起病急剧,有高热、寒战等全身症状,并可见咳嗽、呼吸困难等呼吸系统症状。侵犯中枢神经时出现头痛、昏睡和脑膜刺激征等神经系统症状。也有的患者仅有低热、食欲减退及全身不适等轻微临床表现。少数患者可并发成人型呼吸窘迫综合征。实验室检查红细胞沉降率增快,但结核菌素试验可为阴性。免疫功能损害者易发生急性粟粒型肺结核。

【影像学表现】

1.X 线

发病初期表现为肺纹理增多,大约两周后才出现两肺弥漫分布的粟粒样大小结节阴影,结节的大小、密度和分布均匀,即所谓的"三均匀"。分布密集的结节可掩盖肺纹理,使正常的肺纹理不易显示而使两肺野呈磨玻璃样(图 1-51a、1-52a)。结节直径 1～2mm,边界较清晰,若为渗出性则边界模糊。晚期粟粒结节可融合成较大病灶(图 1-53a)。

2.CT

急性血行播散型肺结核发病后的 3～6 周内 X 线平片尚不能显示,CT 成像检查可早于 X 线平片作出诊断。CT 表现为两肺弥漫性粟粒状结节影像,结节的大小基本一致,多数为 1～3mm,少数结节可达 5mm。晚期结节可融合成较大的病灶。结节的边缘清楚在肺内的分布较均匀,可位于肺部的各个部位,包括小叶中心、支气管血管束、小叶间隔及胸膜下(图 1-51b,c、1-52c)。

HRCT 更准确显示病变"三均匀"特点:

(1)粟粒结节影:本型病变弥漫性均匀分布于两肺自肺尖至肺底的全肺野,与支气管走行无关,其边缘清楚或稍模糊;尽管结节影大小(1～3mm)相对均匀一致,但位于上肺野的结节影倾向大于位于下肺野者;病情进展恶化,结节影可融合,偶尔结节内可有空洞形成。

(2)小叶内和小叶间隔间质增厚:40%～45%的急性粟粒型肺结核可显示间质增厚征象;结节影不仅见于小叶中心或沿小叶周围分布,衬以小叶内间质增厚可形成网状结节影;也可见于小叶间隔或沿叶间裂排列,小叶间隔可有增厚;亦可表现为"串珠样小叶间隔"及"串珠样叶间裂"。

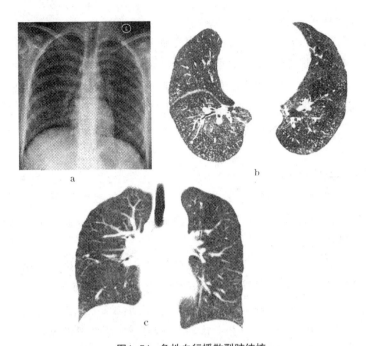

图1-51　急性血行播散型肺结核

a.胸片两肺野呈磨玻璃样;b、c.CT:两肺弥漫分布的粟粒样大小结节阴影,结节
边界较清晰,结节的大小、密度和分布均匀

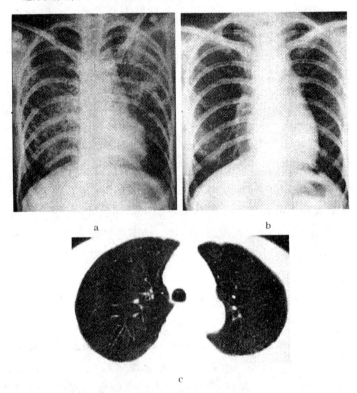

图1-52　急性粟粒性肺结核

a.两肺弥漫分布粟粒样结节,部分融合;b.抗结核治疗后病灶大部消
失;c.同一患者与a同期CT肺窗,两肺弥漫粟粒样血源性结节

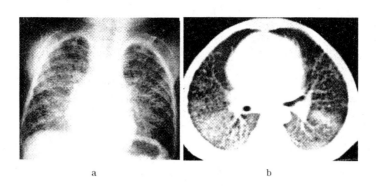

图1-53　急性粟粒性肺结核

a.X线平片,两肺纹粗乱,两肺野见磨玻璃影;b.CT肺窗,两肺血管支气管束粗乱,见磨玻璃影

　　(3)磨玻璃影:弥漫性或局限性磨玻璃影可见于9%～92%的急性粟粒型肺结核病例;认识弥漫性磨玻璃影至关重要,因其可能预示ARDS即将发生。

　　急性血行播散型肺结核的严重合并症为急性呼吸窘迫综合征(ARDS)和弥散性血管内凝血。X线平片诊断困难。HRCT显示出较为广泛的磨玻璃密度影。呈斑片状分布,其内可见血管影像。病变分布不均匀。一般认为磨玻璃密度由多种因素所致,如多发的小的肉芽肿,肺间质增厚,肺泡腔的细胞浸润和水肿等。病理上为水肿、肺泡壁增厚、肺泡上皮细胞增生、微血栓及肺透明膜形成。

【诊断与鉴别诊断】

　　急性血行播散型肺结核根据典型的临床表现、X线表现或CT所见可以明确诊断。急性血行播散型肺结核早期胸部平片示整个肺野呈磨玻璃样密度增高;3～6周后双肺野呈弥漫性分布的粟粒大小结节影(1～3mm)或网状结节影,结节影具有"三均匀"特点,边缘清楚,结节病灶在肺内呈随机性分布,位于胸膜下及肺内各个部位,分布均匀。结节的大小及密度相似,与支气管走行无关,但位于上肺野的结节影倾向大于位于下肺野者;除粟粒结节或网状结节影外,尚可见小叶间隔、叶间裂增厚,亦可表现为"串珠样小叶间隔"及"串珠样叶间裂";弥漫性磨玻璃影可能预示ARDS的发生。本病在影像上需要与其他原因的肺内弥漫结节性病变鉴别。

　　1.肺尘埃沉着病

　　HRCT上,q、r型圆形小阴影呈边缘锐利的圆形或不规则形的结节,随着病变的进展,小阴影的数量逐渐增多、体积变大。结合职业接触史,肺尘埃沉着病不难与急性血行播散型肺结核鉴别。

　　典型硅沉着病首先在两上肺野外带出现以q型(直径1.5～3mm)为主的圆形小阴影,一般肺尖不受累,其后中、下肺野也出现q型影;q型影逐渐演变成r型影(直径3～10mm),呈暴风雪状改变。此后,小阴影聚集、融合并形成大阴影(直径>10mm)。

　　煤工尘肺多以0.5～1.5mm的p型圆形小阴影为主,中央密度较高而边缘较模糊,少数可发生中心性钙化,以中、下肺野分布较多,同时混有少量不规则小阴影。p型小阴影逐渐演变成q型小阴影,少数可因小阴影聚集形成大阴影。

　　2.肺炎

　　某些肺炎患者肺野内可出现小结节影或网状结节影,双肺弥漫性分布,或某些肺区分布上占优势。但与急性血行播散型肺结核的影像学表现不同，或仅仅是相似。后者的影像学特征是：1～3mm 之粟粒结节影具有"三均匀"特点，小叶间隔可有增厚或为"串珠样小叶间隔"、"串珠样叶间裂"。

(1)病毒性肺炎：小结节影系肺泡炎或细支气管周围炎的投影，直径 6～8mm 或更小，边缘模糊；病灶多分布在两肺中、下野的中、内带。与急性血行播散型肺结核的影像学表现不同，两者可以鉴别。小结节影可见于各种病毒(流感病毒除外)引起的肺炎。

病毒性肺炎常见于婴幼儿，很少见于成人。巨细胞病毒肺炎可并发于其他多种疾病，如血液病、淋巴瘤等，亦可见于骨髓及器官移植患者，以及长期应用免疫抑制剂、大剂量激素、细胞毒性药物和接受放、化疗患者；麻疹病毒肺炎与麻疹伴发，引起间质性炎症。

(2)肺炎支原体肺炎(MPP)：肺炎支原体肺炎早期为肺间质性炎症，双肺弥漫性网状结节影约占 1/3 的病例。与急性血行播散型肺结核的影像学表现相似，但结合临床两者基本可以鉴别。明确诊断主要依靠病原体分离和血清学支原体 IgM 抗体的测定。

(3)外源性过敏性肺泡炎(EAA)：CT/HRCT 影像上，EAA 亚急性期主要表现为网状细结节影。本病特点是在气腔实变影或磨玻璃影中见到小的圆形结节影(肺泡炎、间质浸润、小的肉芽肿和细支气管炎)，与胸膜粘连，绝大多数患者亦不出现小叶间隔增厚改变。与急性血行播散型肺结核的影像学表现不同。

患者多为职业性接触抗原者，如接触含各种真菌孢子的发霉稻草、饲料、谷物、鸟类及空调器、加湿器等。典型病例在吸入这些抗原物质几小时后就可出现发热和呼吸困难；脱离工作环境，症状可逐渐缓解，再次接触抗原，症状又复出现。反复暴露这些抗原物质可导致慢性肺疾患，上述症状可持续存在。

3.毛细支气管炎

病毒感染致小支气管及细支气管广泛受累，显示双肺广泛的粟粒结节影和肺纹理增粗，与急性血行播散型肺结核的影像学表现相似。毛细支气管炎的临床及影像学特征如下：双肺弥漫性阻塞性肺气肿几乎见于全部病例，亦可能是唯一的 X 线异常，有时可见广泛的肺泡性肺炎；患者年龄均<2 岁，多数为 1～6 个月的小婴儿，因喘憋症状非常显著，有人称之为喘憋性肺炎或喘型肺炎。与急性血行播散型肺结核可以鉴别。

4.肺出血性疾病

反复发作的出血，肺内遗留细网织结节影，与急性血行播散型肺结核的影像学表现相似。

(1)特发性肺含铁血黄素沉着症：肺出血反复发作后，在病情缓解期可显示细网织结节影，结节影直径 1～3mm，在肺内无分布上的优势。本病好发于<10 岁儿童，临床特点为反复发作的咯血、缺铁性贫血、肝脾肿大等。痰中找到吞噬含铁血黄素的巨噬细胞具有诊断价值。

(2)钩端螺旋体病：弥漫性肺出血型钩体病主要病理学变化，是钩体毒素引起广泛末梢血管严重变性松解，弥漫性肺毛细血管出血。胸部平片上，两肺早期广泛的细点状出血使肺野透明度下降，呈"磨玻璃样密度"似急性血行播散型肺结核。本病主要发生于钩体病流行区域和季节，2 周内有接触疫水史的农民。有起病急、咯血、皮肤黏膜出血等症状和体征，病原体检测阳性和免疫血清学检查双份血清抗体滴度呈 4 倍以上增高，有助于确诊。

5.继发性肺含铁血黄素沉着症

平片上本病表现为两肺弥漫性分布的直径 1～2mm 结节影,近肺门处较密集、中外带变稀疏;心脏呈二尖瓣型,左心房、右心室扩大等可提示诊断。慢性左心衰竭肺循环淤血,毛细血管压力长期增高致血液外渗或出血,继发肺含铁血黄素沉着,尤多见于风湿性心脏病二尖瓣狭窄患者。

患者常有劳力性呼吸困难、咳浆液性白色泡沫状痰及咯血;后者可为突然咯出较大量鲜血,血性痰或痰内带血丝(常伴有夜间呼吸困难或咳嗽),或为大量粉红色泡沫痰(急性肺水肿)。

6.肺真菌病

本病为条件致病性真菌引起的机遇性肺感染,肺内可出现弥漫性结节病变,结节 3～4mm,细小者类似粟粒型肺结核。临床及影像学上应与急性血行播散型肺结核鉴别。后者的影像学特征是:1～3mm 之粟粒结节具有"三均匀"特点,"串珠样小叶间隔"、"串珠样叶间裂",小叶间隔可有增厚。在影像诊断中应注意鉴别。

肺真菌病的临床及影像学表现均无特征性,本型肺真菌病常见于组织胞浆菌病、隐球菌病、念珠菌病和放线菌病等。最终要依据实验室检查或组织病理学检查(找到真菌孢子、菌丝、颗粒)作出诊断。

7.肺血吸虫病

肺血吸虫病以弥漫性粟粒(1～3mm)、结节(约 5mm 大小)影为最常见的影像学表现,酷似血行播散型肺结核,但其大小不等、边缘较模糊,在双肺中、下野的中内带分布较多,多沿肺纹理走行分布;粟粒、结节影病理基础是肺内肉芽肿及过敏性肺泡炎,常于 1～2 个月内消退。与急性血行播散型肺结核的影像学表现不同。

肺血吸虫病诊断主要依据流行病学史,患者临床症状出现前 1～2 个月均有与污染的疫水接触史。外周血嗜酸性粒细胞增多有诊断价值,从粪便常规检查中检出虫卵或孵出毛蚴可确诊。无论临床还是影像学方面两者均可鉴别。

8.细支气管-肺泡癌

绝大多数肺泡癌发生于成人。可表现为双肺弥漫性分布的粟粒结节影,结节大小不等、分布不均且以内带居多等,又有别于急性血行播散型肺结核。结节影密度均匀、边缘较模糊、有融合趋向,短期内肺部病变可明显进展恶化,如结节影明显增大、增多,肺门淋巴结肿大及肺淋巴道转移等征象,均应考虑肺泡癌诊断。痰脱落细胞学检查阳性及肺外转移征象有助于明确诊断。

9.粟粒型肺转移癌

绝大多数肺转移瘤发生于成人,以肺内多发结节最常见且具典型性,但亦可为多发粟粒病灶。影像学上,粟粒病灶大小不一、轮廓清楚,多分布在两肺中、下野;鳞癌肺转移灶中可有空洞形成,骨和软骨肉瘤、甲状腺癌肺转移灶中可有钙化等征象,与急性血行播散型肺结核的影像学表现不同。

粟粒型肺转移癌患者多有明确的肺内、外原发恶性肿瘤征象或病史。原发病灶多为绒毛膜上皮癌、肾细胞癌、骨和软组织肉瘤等肺外恶性肿瘤,亦可为肺癌(同时显示原发肺癌及粟粒型肺转移癌征象)。有时原发癌尚未被发现却已出现肺部转移,或在原发癌切除术后数年又发生肺部转移,在鉴别诊断时不可忽略。

10.结节病

HRCT 示双肺弥漫性分布、边界清楚的粟粒状细小结节影,应注意与急性血行播散型肺结核鉴别。

结节病肺实质病变以结节病肉芽肿形成,并融合成 2～10mm 的结节,沿着肺间质内的淋巴管分布为特征,并以上、中肺野及肺后部分布较多。其中主要是位于肺门和上叶支气管血管,以及小叶核心的支气管血管周围间质,其次是位于小叶间隔、胸膜下和主裂隙附近的间质。

结节病的粟粒状细小结节影虽呈双肺弥漫性分布,但以上、中肺野及肺后部分布较多,不同于结核性粟粒结节影双肺均匀分布之特点。若同时显示肺门和上叶支气管血管周围间质不规整或结节状增厚,胸壁一肺呈结节状界面,小叶间隔及主裂隙结节状增厚,或同时伴有双肺门淋巴结对称性增大以及纵隔淋巴结(特别是气管旁组淋巴结)增大者,双肺内边界清楚的粟粒状细小结节影应为结节病的典型表现。组织活检或 Kveim 试验有助于明确诊断;血清血管紧张素转化酶(SACE)升高,血、尿钙值升高,5U 的 PPD 皮肤试验阴性或弱阳性反应等有诊断意义。

11.鸟-胞内非结核性分枝杆菌(NTMB)肺病

本病由 NT-MB 中鸟-胞内分枝杆菌(MAC)感染肺部致病。肺内多发小结节影是肺实质内活动(浸润)性病灶伴有空洞形成,广泛的支气管内播散,细支气管腔内充盈坏死组织,或代表 MAC 肺感染肉芽肿病变形成;表现为多发小叶中心结节影,边缘模糊、大小不一、通常<10mm,HRCT 上也可表现为树发芽(TIB)征,应结合临床资料作出鉴别诊断。

在影像检查方法上,X 线是常用的检查方法,典型的病例易于诊断。对于早期病变,X 线有时不易发现较少量的结节。HRCT 是本病诊断及鉴别诊断的主要方法,可清楚地显示结节的形态、大小及分布特征。

(二)亚急性及慢性血行播散型肺结核

亚急性或慢性血行播散型肺结核是少量的结核杆菌在较长的时间内多次侵入血液循环引起的肺内播散病灶。播散来源大多为泌尿生殖系统或骨关节结核的病菌侵入静脉引起。主要临床表现为咳嗽、咳痰、痰中带血,还可有低热、盗汗、乏力及消瘦等临床症状。患者多为慢性起病。

【影像学表现】

1.X 线

X 线表现为两肺多发结节阴影,大小不等,为粟粒状或较大的病灶,密度不均匀,密度较高与较低病灶同时存在,有的病变为钙化灶。病灶的分布不均匀,上叶比下叶的病变多(图 1-54a、1-55)。边缘模糊的斑片状渗出性病灶在下肺较多见。此即所谓"三不均匀"。病变好转时可吸收、硬结或钙化。少数病例粟粒病灶可融合、干酪坏死空洞形成并支气管播散。

2.CT

CT 成像检查可较 X 线平片准确清楚显示其多种性质病变混杂存在的特点。双肺多发结节影、大小不一,上肺野结节较陈旧(多为硬结、钙化病灶)、较大、分布较多;中、下肺野结节较新鲜(多为增殖、渗出病灶)、较小、分布较稀疏;结节影亦多位于血管旁,或与引流血管相连。

CT可清楚显示病灶分布、密度及大小(图1-54b、1-56)。可显示细小钙化及结节融合情况。

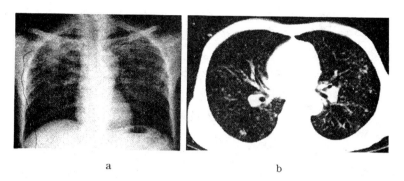

图1-54 亚急性血行播散性肺结核

a.X线平片:内肺野弥漫分布结节、片状影,以中上肺野为多;b.CT肺窗示结节大小、密度不均

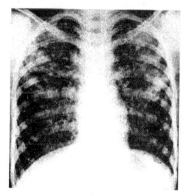

图1-55 亚急性或慢性血行播散性肺结核

肺尖及锁骨下病灶为比较硬结或钙化的病灶,其下方为结节状增生性及斑片状渗出性病灶;各种病灶主要分布于两肺的上野和中野

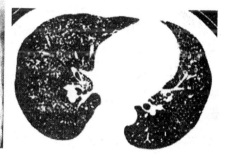

图1-56 亚急性或慢性血行播散性肺结核

CT肺窗示密度、大小、分布不均的结节

【诊断与鉴别诊断】

亚急性或慢性血行播散型肺结核影像上以大小不一、密度不同、分布不均的多种性质病灶(以增生为主伴有空洞、纤维化甚至钙化病变)混杂存在为特征。上肺野结节较陈旧、较大、分布较多;中、下肺野结节较新鲜、较小、分布较稀疏。根据典型影像表现、临床慢性起病、结核中毒症状、化验可以诊断。少数慢性血行播散型肺结核无明显结核中毒症状需与肺部弥漫性病变鉴别,详细介绍见急性粟粒型肺结核鉴别诊断。

第二章　循环系统影像

第一节　先天性心脏病 CT 诊断

一、房间隔缺损(ASD)

房间隔缺损(ASD)是成年人最常见的先天性心脏病(CHD),约占所有 CHD 的 20%,可单独发生或合并其他心血管畸形。分为原发孔型(房间隔下部)、继发孔型(房间隔中部)、下腔型、上腔型、冠状静脉窦型,继发孔型占 80%。血流经缺损处自左心房(LA)向右心房(RA)分流,右心扩大,而左心血流减少。临床表现取决于分流量大小,常见心悸、气短、活动受限,胸骨左缘第 2～3 肋间收缩期杂音及 P2 亢进。

【诊断要点】

房间隔局部中断及 LA 与 RA 内对比剂流相连,RA 及右心室(RV)增大,肺动脉增粗,上下腔静脉增宽(图 2-1A、B)。

【特别提醒】

CTA 可漏诊<5mm 的 ASD。

二、室间隔缺损(VSD)

室间隔缺损(VSD)是最常见的单发性先天性心脏病,50%合并其他心血管畸形,如法洛四联症等。分为膜部(70%～80%)、小梁部或称肌部、漏斗部 3 型。血流经缺损处自左向右分流,当肺循环压力增大,出现双向分流时称 Eisenmenger 综合征。典型体征为胸骨左缘第 3～4 肋间收缩期杂音及震颤。

【诊断要点】

室间隔连续性中断,LV 与 RV 增大、肺动脉及其肺内分支普遍增粗(图 2-2)。

HTHⅡ【特别提醒】

CT 难以发现<3mm 与肌部的 VSD。

三、动脉导管未闭(PDA)

动脉导管未闭(PDA)为主动脉峡部与主肺动脉干之间的胚胎性通路未闭合所致(正常时应在出生后 6 个月至 1 年内闭合),仅次于 ASD 与 VSD。分为漏斗型、管型及窗型,前者占80%。血流自主动脉向肺动脉分流,导致肺循环血流量增大及体循环血流量减小。临床表现包括活动后心悸、气短、易感染,胸骨左缘第 2～3 肋间连续性机器样杂音、震颤,并发症包括细菌性心内膜炎、脑脓肿、动脉导管瘤等。

【诊断要点】

主动脉峡部与主肺动脉(MPA)之间各种形态的异常通道,MPA 与右心室增大(图 2-3)。

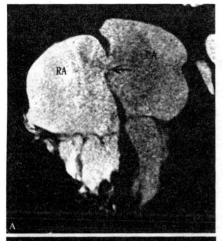

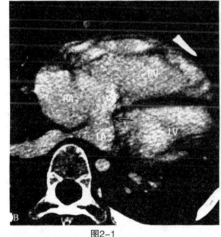

图2-1

图2-1 房间隔缺损（ASD）

    A. 女,65岁。继发孔型 ASD。心脏 CTA 重组图。（LA）左心房与（RA）右心房之间见一较大缺损（黑箭）。B. 女,6岁。冠状静脉窦型 ASD。冠状静脉窦与 LA 间隔缺失（黑箭）;LV. 左心室;RV. 右心室

图2-2 室间隔缺损（ASD）

    男,1岁。膜部 VSD。（LV）左心室与（RV）右心室之间宽大缺损（白箭）;RA. 右心房;LA. 左心房

【特别提醒】

与主-肺动脉间隔缺损鉴别为位置不同。

四、法洛四联症(TOF)

法洛四联症(TOF)为最常见发绀性心血管畸形,包括高位 VSD、重度肺动脉狭窄、右心室(RV)肥大、主动脉增宽及右移骑跨于 VSD 上方,前两种畸形最重要。肺动脉狭窄可自 RV 流出道至左右肺动脉。25%合并右位主动脉弓。临床症状取决于右向左分流量大小,包括发绀、喜蹲踞、槌状指(趾)、脑脓肿等,胸骨左缘第 2～4 肋间收缩期杂音及震颤。

【诊断要点】

清楚显示 VSD 部位及大小,精确测量肺动脉狭窄,根据主动脉窦与室间隔关系判断主动脉骑跨程度(图 2-4A、B)。

【特别提醒】

McGoon 比值＝(左＋右肺动脉干直径)/降主动脉直径,评价 TOF 肺动脉发育。

五、肺动脉狭窄(PS)

肺动脉狭窄(PS)指右心室(RV)流出道至肺内肺动脉分支之间任何部位的狭窄,占先天性心脏病第 4 位,分为漏斗部、肺动脉瓣(80%～90%)、主肺动脉、肺动脉分支狭窄,66%合并

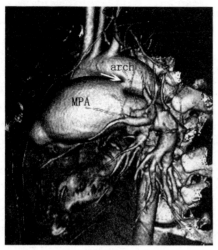

图2-3

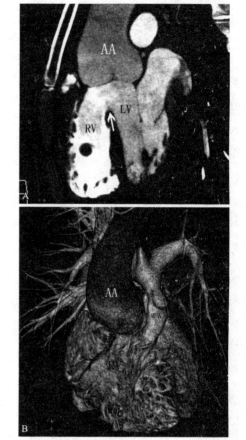

图2-4

图2-3 **动脉导管未闭（PDA）**
　　女，21岁。心脏 CTA VR 图左面观。白色短箭示主动脉弓（arch）与主肺动脉（MPA）之间管状连接，MPA 及左肺动脉明显增粗

图2-4 **法洛四联症（TOF）**
　　男，35岁。A. 斜位 MIP 图，两心室之间大缺损（白箭），升主动脉（AA）骑跨于缺损之上（LV）左心室，（RV）右心室；B. VR 图，主肺动脉（MPA）细小，AA 骑跨率约75%

其他心血管畸形，以 ASD 及卵圆孔未闭最常见。临床表现为心悸、气短、头晕，重者可见发绀，典型体征为胸骨左缘第 2～3 肋间收缩期及震颤，P2 减弱。

【诊断要点】

CTA 显示狭窄部位和狭窄后主肺动脉（MPA）及左肺动脉扩张、RV 肥厚（图 2-5），肺动脉瓣增厚，RA 增大。

【特别提醒】

主要需与其他合并 PS 的疾病鉴别。

六、大动脉转位(TGA)

大动脉转位（TGA）为左心室（LV）与肺动脉、右心室（RV）与主动脉连接，分为完全型与校正型两类。完全型 TGA 是仅次于法洛四联症的发绀型心血管畸形，常合并心内或心底分流，发绀及低氧血症显著。校正型 TGA 为心房-心室及心室-动脉连接均不相适应，升主动脉可为右位型或左位型，形态学的 RV 承担 LV 功能，最终引起心力衰竭及房室瓣关闭不全。

【诊断要点】

1.完全型 TGA

心室-动脉连接不相适应＋VSD 或 PDA、PS（图 2-6A、B）。

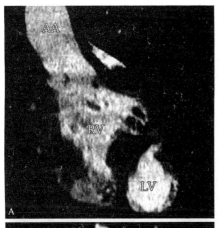

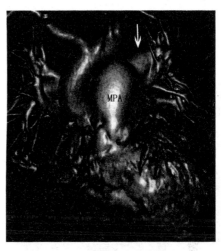

图2-5

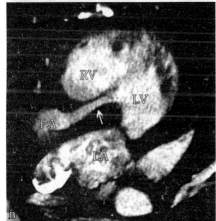

图2-5　肺动脉狭窄（PS）
　　　　女，5岁。VR图。MPA与左肺动脉（白箭）明显扩张
图2-6　大动脉转位（TGA）
　　　　男，17岁。A.斜冠状位MIP图，升主动脉（AA）起自
　　右心室（RV），（LV）左心室；B.肺动脉（PA）起自于LV，
　　（LA）左心房，LV与RV之间室间隔缺损（白箭）

图2-6

2.校正型TGA

根据肌小梁形态判断LV与RV、观察肺动脉、主动脉连接。

【特别提醒】

常并发多种畸形，如PS、ASD、VSD。

七、共同动脉干(TA)

共同动脉干（TA）是原始动脉干分隔异常所致单一动脉干，并由此发出主动脉、肺动脉及冠状动脉，也称永存共同动脉干。动脉干可骑跨于左心室、右心室或偏向某一心室，多伴VSD，瓣膜为2～4叶，3叶者最常见。TA分为四型。预后不良，多在1岁内死亡。临床表现为发绀、气短、发育不良等。

【诊断要点】

左心室、右心室上方粗大单一动脉干，主肺动脉或左肺动脉、右肺动脉及冠状动脉起自于该动脉干（图2-7），肺动脉增粗。

【特别提醒】

与主肺动脉间隔缺损不同之处在于主动脉与肺动脉起自于单一动脉干。

八、主-肺动脉间隔缺损(APSD)

主-肺动脉间隔缺损(APSD)是升主动脉与主肺动脉之间的间隔部分或完全缺如,也称主-肺动脉窗、主-肺动脉瘘、部分永存动脉干,为原始主动脉分隔异常所致。分为:Ⅰ型,缺损位于半月瓣上方;Ⅱ型,缺损接近主动脉弓;Ⅲ型,缺损很大,主-肺动脉之间几乎无间隔。50%合并 PDA、VSD、ASD 等心血管畸形。早期即可出现肺动脉高压及发绀等。

【诊断要点】

(1)主动脉与主肺动脉之间管壁缺损、对比剂直接连通(图 2-8A、B)。

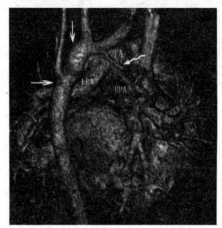

图2-7

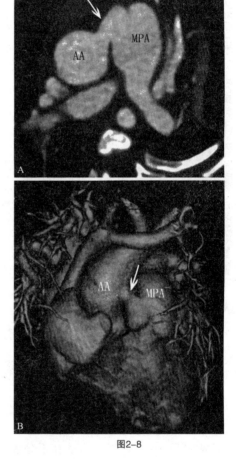

图2-7　共同动脉干(TA)
　　女,8 月龄。主动脉(2 个白箭)与肺动脉(LPA 与 RPA)均起自于单一的动脉干(TA),右冠状动脉(白色波浪弯箭)起自右锁骨下动脉

图2-8　主-肺动脉间隔缺损(APSD)
　　女,6 月龄。A. 主动脉-肺动脉之间见管状交通(白箭),宽径约 5mm;B. VR 图,白色中短箭示升主动脉(AA)与主肺动脉(MPA)之间通道,但主动脉与肺动脉起源正常,后者增粗

图2-8

(2)左心室和右心室增大、肺动脉高压,肺动脉及主动脉瓣膜完整,可并发主动脉畸形。

【特别提醒】

与 TA 不同的是本病有两组半月瓣。

九、完全性肺静脉异位引流(TAPVC)

完全性肺静脉异位引流(TAPVC)原因是共同肺静脉(CPV)发育异常、与体静脉异常沟通所致,按引流部位分为心上型(左头臂静脉、上腔静脉)(50%~70%)、心内型(冠状静脉窦、右心房)、心下型(门静脉或静脉管)及混合型,氧合的肺静脉血汇入右心房(RA),需借助心房间异常通道(ASD 或卵圆孔未闭)维持循环,肺血明显增多。临床表现为早期出现发绀与槌状指(趾),最终发展为心力衰竭。

【诊断要点】

逐层观察可见肺静脉走行与连接异常(图 2-9),并显示合并畸形。

【特别提醒】

本病 CT 扫描时需注意包括膈下,以免漏诊心下型 TAPVC。

十、主动脉-左心室隧道(ALVT)

主动脉-左心室隧道(ALVT)是一种极其罕见的先天性主动脉与左心室(LV)之间的异常交通,约 45% 合并其他畸形,如主动脉瓣二叶瓣畸形。本病血流动力学改变是:血液快速自主动脉反流至左心室,进而可引起左心室增大、充血性心力衰竭,甚至隧道破裂及心内膜炎。临床表现类似于主动脉瓣关闭不全及充血性心力衰竭。

【诊断要点】

主动脉根部隧道开口常位于右冠状窦上方的窦管交界处上方的主动脉,呈裂隙状或卵圆形,远端与 LV 流出道相通(图 2-10A、B),LV 增大,有时隧道的心外段或心内段呈动脉瘤样扩张。

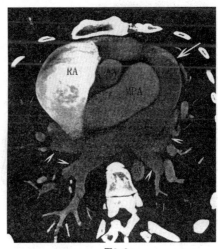

图2-9

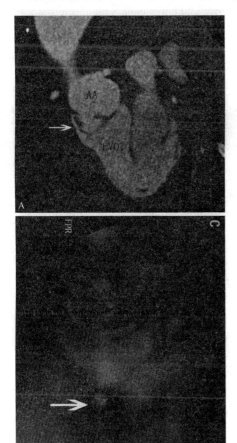

图2-10

图2-9 完全性肺静脉异位引流（TAPVC）
女,35 岁。斜位 MIP 图。左、右肺静脉(4 个白色燕尾箭头)于主肺动脉（MPA）后方汇合为共同肺静脉（白箭），然后与右心房（RA）相连；AA. 升主动脉；DA. 降主动脉

图2-10 主动脉-左心室隧道（ALVT）伴主动脉瓣二叶瓣畸形
男,38 岁。A. 斜位 MPR,升主动脉（AA）根部与 LV 流出道（LVOT）之间见异常通道（白箭）；B. 仿真内镜,白箭示 ALVT 开口

【特别提醒】

临床上易与主动脉瓣关闭不全混淆。

第二节 获得性心脏病

一、概述

(一)心脏增大

球形心脏增大:

CI=(MRD+MLD)/ID

MRD=体中线至心右缘的最大横径

MLD=体中线至心左缘的最大横径

ID=通过右膈顶水平的胸廓内径

原因:瓣膜疾病,心肌病,CHD,心包积液,心脏占位性病变。

(二)心腔扩大(图 2-11)

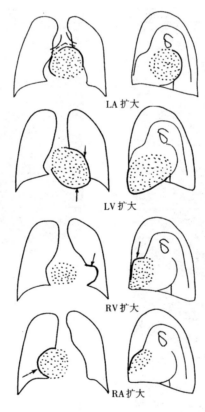

图2-11

　　LA 扩大:①LA 测量(IA 右缘至 LMB 的距离>7cm);②食道充盈钡时显示位置后移(侧位);③心右缘双房影,也可见于:LA 大小正常的患者,肺静脉汇合;④左心耳扩大;⑤气管隆凸夹角增宽(>60°)。

　　LV 扩大:①心尖向左向下移位(左心室流出道延长),②心左缘圆钝。

RV 扩大：①心尖圆隆上翘，②侧位示胸骨后间隙（心前间隙）变窄，正常＞前肋膈角至 Louis 角距离的 1/3（胸骨柄体连接处）。

RA 扩大：①平片难以评价，②PA 位心右缘下段膨隆。

二、心脏瓣膜病

二尖瓣和主动脉瓣最易受累。获得性瓣膜病的主要发病原因是风湿热。

(一)二尖瓣狭窄

1.病因

①风湿热（最常见），②细菌性内膜炎和栓子，③LA 黏液瘤脱落。

2.临床表现

①活动时呼吸困难，晚期静息情况下也出现呼吸困难；②心房纤颤和黏液栓子形成；③反复发作的动脉栓塞：神经功能缺陷，腹部或两肋疼痛（肾脏、脾脏栓塞）。

3.血流动力学（表 2-1）

表 2-1　二尖瓣狭窄血流动力学

状况	瓣口面积（cm²）	LA 压力（mmHg）
正常	4～6	＜10
活动时出现症状	1～4	＞20
休息时出现症状	＜1	＞35

4.影像学表现

(1)平片：①几乎所有患者都有 PVH；②心影大小正常（压力负荷过重）但 LA 扩大；③严重狭窄：肺动脉压升高导致 RVH，肺含铁血黄素沉着（肺下野出现颗粒状密度增高影），LA 壁钙化（分层的血凝块）。

(2)超声表现（图 2-12）：①IA 容积扩大（LV 正常），②如果有肺动脉高压则 RV 扩大，③二尖瓣呈现多种回声（钙化，赘生物），④瓣叶穹窿样改变，⑤Doppler：测量血流速度。

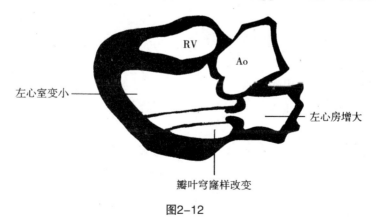

图2-12

(二)二尖瓣关闭不全

1.病因

①风湿热，②二尖瓣脱垂（MVP，Barlow 综合征/二尖瓣脱垂综合征）（图 2-13），③乳头肌

破裂(继发于心肌梗死 MI、细菌性心内膜炎),④马凡综合征,⑤细菌性心内膜炎,⑥腱索断裂。

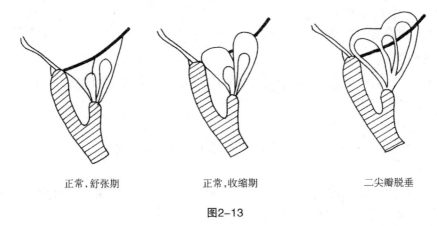

正常,舒张期　　　　　　正常,收缩期　　　　　　二尖瓣脱垂

图2-13

2.临床表现

①常在几年内不出现症状;②突然出现的高血压导致失代偿;③急性期表现:MI,心内膜炎。

3.血流动力学

MVP,收缩期二尖瓣叶进入 LA。

4.影像学表现

(1)平片:①"大心病"(容积负荷过重,心脏增大),②心腔扩大:LA+LV;③PVH(常轻于二尖瓣狭窄);④二尖瓣环钙化;⑤常合并二尖瓣狭窄。

(2)超声:MVP,LA、LV 扩大。

(三)主动脉瓣狭窄

1.类型

(1)瓣膜型(60%～70%,最常见类型):①70 岁以上患者为瓣叶退化,②二叶主动脉瓣,③风湿性。

(2)瓣下型(15%～30%):①特发型肥厚性主动脉瓣下狭窄(IHSS),50% 为常染色体显性遗传;②先天性(膜性、纤维肌性通道)。

(3)瓣上型(罕见):①Williams 综合征,②风疹。

2.临床表现

(1)LV 衰竭症状(常见)。

(2)心绞痛,50%;许多患者还患有严重的冠状动脉疾病(CAD)。

(3)晕厥(见于重度狭窄)。

(4)儿童可发生猝死,5%。

3.影像学表现

(1)平片(图 2-14):①常难以发现异常(一般无心腔扩大);②升主动脉扩张(瓣上型主动脉狭窄不会发生);③主动脉瓣钙化:40 岁以前罕见。

(2)超声(图 2-15):①主动脉瓣呈多种回声;②狭窄后主动脉扩张;③主动脉瓣呈穹窿样;

④LVH;⑤Doppler:速度测量。

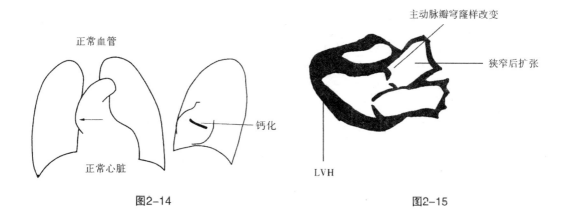

图2-14　　　　　　　　　　　　　　　图2-15

(四)主动脉瓣关闭不全

1.病因

①风湿热;②系统性高血压(导致主动脉根部扩张);③主动脉夹层;④心内膜炎;⑤罕见病因:马凡综合征,梅毒性主动脉炎,外伤,胶原性血管疾病(强直性脊柱炎)。

2.影像学表现

(1)平片:①心脏增大;②扩张结构:LV,主动脉。

(2)超声:①LV和主动脉扩张,②主动脉瓣不典型改变,③二尖瓣前叶高频震颤。

三、心肌病变

(一)急性心肌梗塞(AMI)

AMI的诊断依靠临床病史、ECG和血清心肌酶水平。

1.影像检查

只起辅助作用。

(1)血管造影:诊断CAD,治疗性血管成形术。

(2)平片:检测肺水肿。

(3)Thallium(铊):诊断节段性心肌缺血和疤痕组织。

(4)门控心血池显像:室壁动度,射血分数测量。

(5)超声,MRI:诊断并发症(真、假性动脉瘤,血栓)。

2.AMI的并发症

(1)乳头肌断裂:急性二尖瓣关闭不全。

(2)间隔穿孔:容积负荷过重。

(3)心脏游离壁破裂导致心包填塞(死亡)。

(4)动脉瘤形成(真、假性)。

(5)LV栓塞。

(6)心律失常。

(二)动脉瘤(表 2-2)

表 2-2　动脉瘤类型

参数	真性动脉瘤	假性动脉瘤
心肌壁	无改变(纤维)	破裂
血管造影	动度减低/无运动性膨出	形成颈,排空延迟
部位	心尖部,下侧壁	后壁,心膈面
病因	穿壁性心梗(最常见)	心肌梗塞
	先天性(Ravitch 综合征)	外伤
	Chagas 病	
	心肌炎	
并发症	破裂危险性小	破裂危险性大
	附壁血栓;血栓形成	
	CHF	
	心律失常(图 2-16)	图 2-17

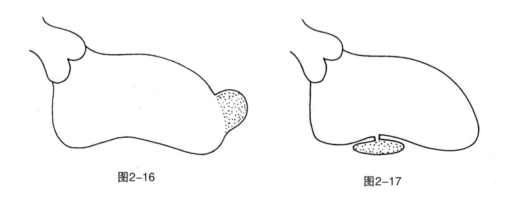

图2-16　　　　　　　　　　　　　　图2-17

(三)心肌病

1.病因

(1)肥厚型心肌病(LV 流出道梗阻):家族性,常染色体显性遗传(50%);散发。

(2)扩张型心肌病(充血性;收缩期不能有效收缩):感染性;代谢性;中毒;酒精,阿霉素;胶原性血管病。

(3)限制型心肌病(舒张期不能有效舒张;舒张功能受损):淀粉样变,结节病,Loeffler's 嗜酸性心内膜炎,血色病。

2.要点

(1)限制型心肌病和缩窄性心包炎具有相似的生理病理改变。

(2)CT 和 MRI 有助于诊断:50%缩窄性心包炎患者有心包钙化,可由 CT 检出;MRI 易于检出心包增厚。

四、冠状动脉病变

(一)冠状动脉变异/异常

LCA 异位源于 PA:LCA 内流的是静脉血,导致心肌缺血。15％患者可依靠侧枝循环活到成年。

两支冠状动脉均异常起源于右冠状静脉窦(Valsalva 窦):异位的 LCA 在 PA 后方形成锐角;30％患者猝死(心肌梗塞)。

两支冠状动脉均异常起源于左冠状静脉窦(Valsalva 窦):RCA 是异位的。

先天性冠状动静脉瘘:两支冠状动脉均起源正常;形成瘘的静脉汇入 RA、冠状静脉窦或 RV。

RCA 终止于十字交叉,10％。

窦房结动脉是 RCA 近端的分支,＞50％;有时,窦房结动脉起源于左旋支。

Kugel's 动脉:连接窦房结动脉和房室结动脉的侧枝(大吻合动脉)。

Vieussen's 环:由右圆锥动脉至 LAD 的侧枝循环。

(二)冠状动脉疾病(CAD)

动脉硬化分为三期:早期出现内膜脂纹(不形成狭窄,临床无症状);中期发展为纤维斑块(管腔变窄:心绞痛);晚期出现闭塞性疾病:钙化,斑块,出血(心绞痛,心肌梗塞)。

1.危险因素

(1)明显相关因素:家族成员中有动脉硬化患者,吸烟,高血压,高脂血症,糖尿病,男性。

(2)弱相关因素:肥胖,紧张,长期坐位的生活习惯。

2.治疗

①避免危险因素;②逆转危险因素;③药物;④腔内冠状动脉成形术;⑤手术:用隐静脉进行主动脉冠状动脉搭桥术,左侧内乳动脉冠状动脉搭桥术。

3.年死亡率

(1)1 支血管病变:2％～3％。

(2)2 支血管病变:3％～7％。

(3)3 支血管病变:6％～11％。

(4)射血分数降低:死亡率加倍。

(5)室壁运动异常:死亡率加倍。

4.影像学表现

(1)平片:①冠状动脉钙化是 CAD 最可靠的平片征象(在有症状的患者,特异性为 90％),但冠状动脉钙化不一定引起狭窄。②其次为 LV 室壁瘤,20％的心肌梗塞可发展为室壁瘤。③部位:前心尖壁,70％;下壁,20％;后壁,10％。④CHF 可引起肺水肿,是 CAD 最不可靠的征象。

(2)冠状动脉造影:①狭窄主要发生于主支动脉的近段,LAD＞RCA＞LCX。②如果狭窄＞90％,会形成侧枝循环,有两种吻合形式:同一支冠状动脉分支内的吻合(冠状动脉内);三支主要冠状动脉间的吻合(冠状动脉间)。③常见的冠状动脉内吻合依次为:心尖表面,肺动脉圆锥,前间隔支和后间隔支交界处,房室间沟:LCX 和 RCA 远侧枝,右室壁表面,窦房结心房面。

（3）左心室造影：右前斜位最有意义；评价 LV 功能、瓣膜功能不全、分流、附壁血栓。

（4）心导管其他技术：跨瓣压测量，心输出量测量，氧饱和度测量；分流检测，右心导管。

(三)KAWASAKI 病(皮肤黏膜淋巴结综合征)

发生于儿童的急性特发性发热性多系统疾病。大多数为自限性并没有并发症。死于 AMI 者 30%。治疗：阿司匹林、r-球蛋白。

临床特征：发热、颈部淋巴结肿大，掌趾部脱屑性疹，冠状动脉炎。

影像学表现：①冠状动脉病变类型：动脉瘤占 25%（大部分为多发性）；狭窄；闭塞；破裂。②冠状动脉瘤常发生于近侧段并可由超声探及。③一过性胆囊积水。

第三节　心包疾病 CT 诊断

一、缩窄性心包炎

缩窄性心包炎是各种心包病变所致的心包粘连、增厚、挛缩及钙化，进而导致心腔舒张受限及右侧心力衰竭，病因包括原发性、感染、外伤及手术、放疗、尿毒症、自身免疫性疾病等，发病机制为心包异常增厚、纤维化及钙化、脏层与壁层心包粘连、心腔舒张功能障碍。临床表现为右心病变症状，如右侧心力衰竭、呼吸困难、颈静脉怒张、胸腔积液、腹水等。

【诊断要点】

心包增厚(>2.5mm)，多较对称，壳状钙化。心房增大及舒张受限，以及腔静脉扩张、心包及胸腔积液、胸膜钙化(图 2-18)。

【特别提醒】

难以鉴别少量积液与纤维性心包增厚。

二、心包肿瘤

心包肿瘤较少见，多为转移瘤或胸部肿瘤直接侵犯，原发肿瘤相对少见，包括囊腺瘤、畸胎瘤与错构瘤、间皮瘤、纤维组织来源肿瘤、脂肪瘤、血管来源肿瘤等。临床上可无症状，或产生大量心包积液导致心脏充盈受限症状，如胸闷、气短、呼吸困难、颈静脉怒张、肝大、下肢水肿、血性心包积液。

【诊断要点】

心包肿块，囊性者为水样密度，其他肿瘤呈软组织密度，畸胎瘤内见脂肪及钙化等多种成分；恶性者边缘不规则，心包积液，心包增厚，呈不同程度强化(图 2-19A、B)。

【特别提醒】

心包肿瘤以恶性肿瘤及转移瘤居多。

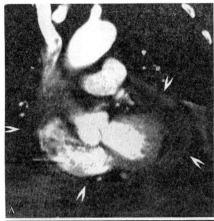

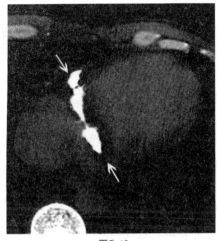

图2-19

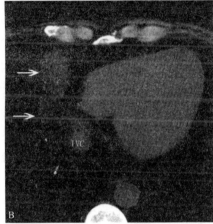

图2-18

图2-18　缩窄性心包炎

　　　男，43岁。心包增厚及多发钙化，以房、室沟处为著（2个白箭）

图2-19　心包肿瘤

　　　A．女，80岁。肺癌心包转移。增强扫描冠状位MPR，脏壁层心包弥漫性增厚及强化（4个白色燕尾箭头），心包腔少量积液。B．男，60岁。心包囊腺瘤。右侧心膈角区2个囊袋状相连的等密度影（2个白箭），边界清楚；IVC. 下腔静脉

第三章　消化系统影像

第一节　食管疾病

一、概述
（一）解剖（图3-1）

1.食管轮廓的正常变异

环咽；环状软骨后压迹；主动脉压迹；左主支气管压迹；膈肌；蠕动波。

2.食管胃连接处（GEJ）解剖（图3-2）

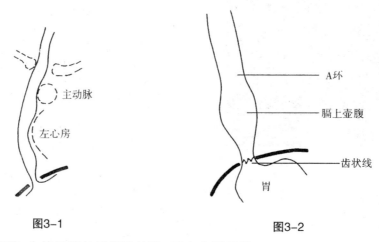

图3-1　　　　　　　　　　　　　图3-2

（1）膈上壶腹：食管远端的局限性扩张，不含有胃黏膜。

（2）A环：膈上壶腹的上界。

（3）B环：膈上壶腹的下界。

（4）Z线（齿状线）：食管的鳞状上皮和胃黏膜柱状上皮交界处，在X线片上看不到。

3.食管的蠕动波

（1）原发蠕动波：由吞咽动作激发，该收缩波推动食管内容物下行。

（2）继发蠕动波：由食物团对食管壁的压力所造成，始于主动脉弓水平。

（3）第三蠕动波：随年龄增大而出现，一般无临床意义，不具有推动性。

食管的蠕动波应在病人平卧时进行检查，因为立位时食管可由于重力作用而排空。

二、食管疾病
（一）舍茨基环（食管下部蹼）

舍茨基环是食管与胃交界处的环形狭窄（B-线水平），发病率为10％，30％的病人有症状。

如狭窄小于12mm,多会引起吞咽困难、烧心等症状。

(二)食管环与食管蹼

可发生于食管黏膜结构的任何部位(食管蹼:非对称性狭窄;食管环:对称性狭窄)。相关性疾病:缺铁性贫血,下咽癌。

(三)食管裂孔疝

1.食管裂孔疝类型

(1)滑动型食管裂孔疝(95%)(图3-3):①胃食管接口位于膈上;②疝囊较大,由胃返流物构成;③站立位疝囊可消失。

(2)食管旁食管裂孔疝(5%):①胃食管接口位置正常(位于膈下);②部分胃底通过食管裂孔疝到膈上,位于食管旁;③可不伴有胃的返流;④通常不可复。

2.影像学表现

(1)滑动型疝的诊断标准:①膈上可见胃黏膜;②B环位于膈上;③舍茨基环位于膈上。

(2)并发症:食道炎(25%),十二指肠溃疡(20%)。

(3)检查方法:病人卧位,并屏住呼吸,使食道末端尽量松弛;确定疝的类型及是否存在食道返流和(或)食道炎。

(四)憩室(图3-4)

Zencker憩室是由环咽肌挤压黏膜及黏膜下层所形成的食管内压性憩室,位于咽食管连接处的食管后壁。

Killian Jamieson憩室,位于环咽肌下方食管的后壁。

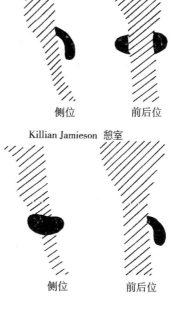

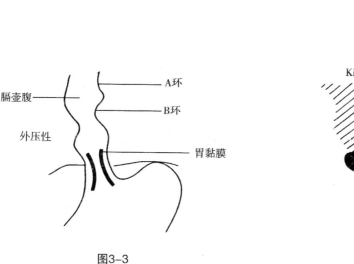

图3-3　　　　　　　　　　　图3-4

(五)食管炎

食管炎可表现为食管糜烂、溃疡、狭窄、穿孔及瘘管形成。

1.分型

(1)感染性(多见于体弱病人):疱疹病毒、念珠菌、巨细胞病毒。

(2)化学性:食管返流、腐蚀性。

(3)医源性:放疗、长期使用胃管、药物(如四环素、抗感染药物、钾、铁剂)。

(4)其他:HIV、硬皮病、Cronh'病等。

2.影像学表现

(1)食管黏膜皱襞增粗、结节状。

(2)黏膜不规则:颗粒状、溃疡形成。

(3)管腔狭窄。

3.感染性食管炎(图 3-5)

(1)单纯疱疹病毒:蠕动异常;小溃疡形成(<5mm)。

(2)念珠菌:黏膜呈片状、网状;蠕动异常。

(3)巨细胞病毒和 HIV:大的溃疡形成。

(六)Barrett's 食管

指食管下端鳞状上皮被单层柱状上皮所取代,通常是由返流性食管炎所致。本病有恶变倾向,建议密切随访及活检。

影像学表现(图 3-6):食管下端黏膜呈网状最具特异性,但仅 25% 的病人有此表现。

若有下列表现应怀疑本病:①重度狭窄伴黏膜网状改变;②轻度狭窄:多数不能与返流性食管炎性狭窄相鉴别,需活检确诊。

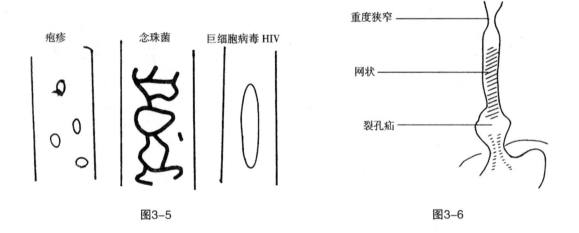

图3-5   图3-6

(七)布尔哈夫综合征(自发性食管破裂综合征)

布尔哈夫综合征是由于食管腔内压力急剧增加而导致的食管破裂,临床上常有上腹部剧烈疼痛,需急症手术,死亡率 25%。

影像学表现:纵隔气肿;胸腔积液(左侧>右侧);纵隔血肿。

(八) 马洛里-魏斯撕裂 (Mallory-Weiss tear)

通常是由于长期呕吐致食管或胃底黏膜撕裂。因撕裂未贯穿壁的全层,故无纵隔积气,影像学上主要表现为黏膜不规则,当有裂孔疝时,多提示黏膜撕裂累及胃底。

(九) 贲门失弛缓症

多是由于欧氏神经丛的华乐氏变性而导致胃食管平滑肌长期处于紧张状态。只有食管内液体及食物压力超过括约肌的压力时,括约肌才能松弛。站立位比卧位由于重力作用更易排空。

1. 贲门失弛缓症的分型

(1)特发型:发病原因不明。

(2)继发型:由于肿瘤细胞损害肠壁间神经丛;转移;贲门腺癌浸润。

(3)感染型:Chagas 病(锥虫病的一种)。

2. 临床表现

主要见于 20～40 岁青年人(与食管肿瘤正相反);吞咽困难,100%;体重下降,90%。

3. 诊断

(1)需要排除恶性肿瘤(基底癌和淋巴瘤)。

(2)需排除食管痉挛。

(3)压力测量法是最敏感的诊断方法,可用来评估下段食管括约肌(LES)的压力和不完全松弛。

4. 影像学表现(图 3-7)

(1)必须满足两条诊断标准:①食管原发和继发蠕动波消失;②吞咽时,食管下括约肌持续痉挛。

(2)扩张的食管在通过膈肌以前先突向右方后回到中线。

(3)病变早期食管仅轻度扩张。

(4)食管下端鸟嘴样改变。

(5)第三蠕动波。

(6)平片上见"液-气平"。

5. 并发症

(1)复发性吸入性肺炎,10%。

(2)食管癌发病率升高。

6. 治疗

(1)药物:硝酸盐,有效率不到 50%。

(2)球囊扩张:有效率达 70%。

(3)肌切开术。

(十) 硬皮病

硬皮病是胶原血管性疾病,累及食管、胃和小肠的平滑肌。

影像学表现(图 3-8):食管 2/3 远端原发蠕动波消失;收缩时胃食管交界处扩张;返流性食管炎;病变后期狭窄;狭窄后扩张。

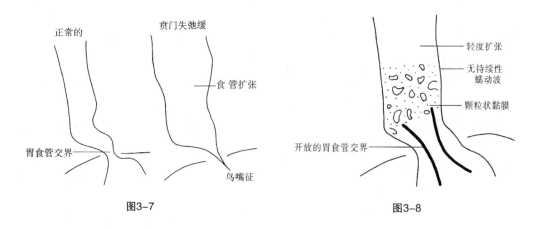

图3-7   图3-8

(十一)食管良性肿瘤

平滑肌瘤,50%;纤维血管息肉(大、可移动),25%;囊肿,10%;乳头状瘤,3%;纤维瘤, 3%;血管瘤,2%。

(十二)食管恶性肿瘤

1.分型

①鳞癌:95%(5%多灶);②腺癌:5%,通常食管下段发病率高;③淋巴瘤;④平滑肌肉瘤; ⑤转移瘤。

2.相关病因

(1)鳞癌的相关病因:①头颈部癌,②吸烟,③酗酒,④转移。

(2)腺癌的相关病因:Barrett's食管。

3.影像学表现

(1)CT:①侵及纵隔、主动脉;②局部淋巴结肿大;③转移:肝、肺、淋巴结、肝胃韧带。

(2)食管内超声:①管壁内浸润;②淋巴结转移。

(3)形态学表现:①浸润型;②蕈伞型;③缩窄型;④溃疡型;⑤静脉曲张型;⑥少见巨块型: 癌肉瘤,纤维血管性息肉,平滑肌肉瘤,转移瘤。

第二节 胃肠疾病

一、胃溃疡

胃溃疡病理上主要为胃黏膜水肿、炎性细胞浸润,黏膜溃烂、缺损。溃疡好发于胃角小弯 侧附近(85%),多为单发。80%的溃疡最大直径在2.0cm以内,边缘清晰。溃疡口部较为光 整,底部较平坦,可深入黏膜下层、肌层和浆膜层,甚至穿破胃壁。晚期纤维组织增生,导致周 围黏膜纠集、胃变形。

临床表现:左上腹疼痛,且餐后疼痛加剧,常伴食欲不振、嗳气、反酸等。体重减轻较明显, 可有反复上消化道出血,且量较大。

1.X线直接征象(图 3-9～13)

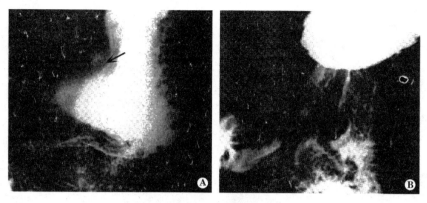

图3-9　胃小弯溃疡的切线位及正位观（龛影）
胃钡剂检查(A、B)示胃小弯侧腔外龛影

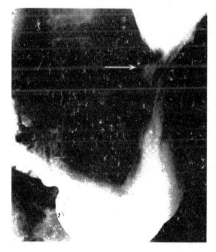

图3-10　胃体小弯侧溃疡的切线位观（龛影）
胃钡剂检查充盈相示胃体小弯侧腔外一类圆形龛影

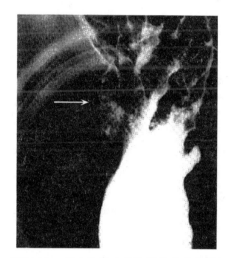

图3-11　胃小弯溃疡的切线位观（龛影）
胃钡剂检查压迫相示胃体小弯侧腔外不规则龛影

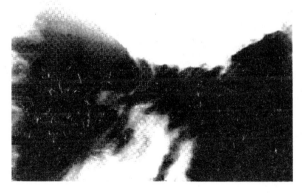

图3-12　胃小弯溃疡
胃钡剂检查示胃小弯一壁龛,可见 Hampton 线及项圈征

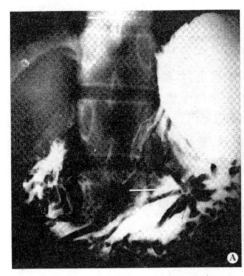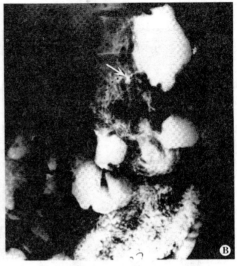

图3-13　胃体溃疡（龛影，黏膜纠集）
胃钡剂检查黏膜相(A、B)示胃体部溃疡,黏膜向龛影处纠集

(1)龛影:正位或轴位呈类圆形钡斑,切线位突出胃轮廓外呈锥状或乳头状影,底部平整,边缘光滑。

(2)龛影口部水肿带:依据水肿的程度可出现三种 X 线征,线征、项圈征及狭颈征。

(3)黏膜纠集。

(4)溃疡愈合,瘢痕收缩使胃轮廓变形,呈蜗牛形或沙钟形胃。

(5)幽门管溃疡可致幽门狭窄、梗阻。

2.X 线间接征象

(1)痉挛性改变:小弯侧龛影可在大弯侧相对应部位出现一大而深的切迹,尤如一手指指示龛影。

(2)分泌增加:胃内大量分泌液,使钡剂呈絮状,不易涂布于胃壁。立位时可见液、钡分层。

(3)胃动力及张力异常。

二、十二指肠溃疡

十二指肠溃疡最常发生于壶腹部,多为单发,常见于青壮年,男性多见。一般呈圆形或椭圆形,直径<1.0cm,边缘光整,溃疡易造成出血及穿孔。形成瘢痕后可致壶腹部变形。与胃溃疡的区别:溃疡较小,易致壶腹部变形。临床上有饥饿性疼痛且进食后好转的特点。

1.X 线直接征象(图 3-14～16)

(1)龛影:为圆形或类圆形钡斑,边缘光滑,周围常见一环形透明带,黏膜皱襞向中心纠集。

(2)壶腹部变形:壶腹部呈山字形或三叶征等。

2.X 线间接征象

(1)激惹征:钡剂进入壶腹部后不易停留,很快排至降部。

(2)幽门痉挛:钡剂滞留于胃窦区,排空延迟,严重者可有幽门梗阻征象。

(3)胃液分泌增多,可见大量空腹潴留。

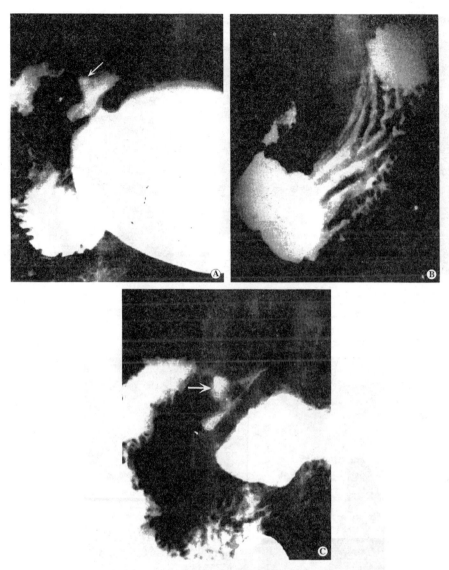

图3-14　十二指肠溃疡

胃肠钡剂检查(A～C)示十二指肠壶腹部类圆形龛影,边缘光滑,
周围有水肿带环绕,十二指肠壶腹部变形、激惹

（4）壶腹部有固定压痛。

3.诊断、鉴别诊断及比较影像学

典型病史是诊断的主要依据,胃肠钡餐和内镜检查能明确诊断,CT 和 MRI 不用于溃疡病的诊断。

三、胃癌

胃癌好发于胃窦幽门区,约占 50％～60％,其次为贲门和胃体小弯侧,发病年龄多为 40～60 岁,男性多于女性。临床症状有上腹疼痛且不易缓解,常伴有消瘦、食欲减退、乏力等。可出现呕血、黑粪或幽门梗阻。

病理上,早期胃癌是指癌变仅限于黏膜或黏膜下层,而不论其大小或有无转移。中晚期胃

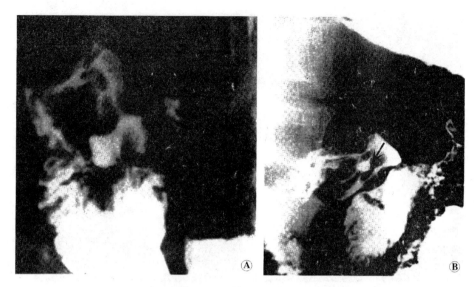

图3-15　十二指肠溃疡

胃肠钡剂检查(A、B)示十二指肠壶腹部不规则龛影,边缘尚整齐,

黏膜向龛影纠集,十二指肠壶腹部变形、激惹

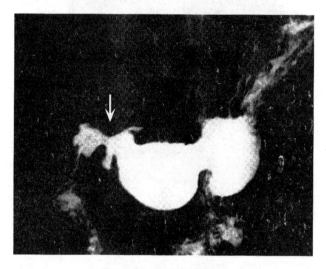

图3-16　十二指肠溃疡

胃肠钡剂检查充盈相示十二指肠壶腹部变形,呈三叶草形,十二指肠激惹

癌依其形态可分为:①蕈伞型,肿瘤向腔内生长,呈菜花状,常有溃烂,与周围胃壁有明确分界。②浸润型,癌瘤沿胃壁各层浸润,使胃壁增厚、僵硬,黏膜平坦及消失,形成"革袋状胃"。③溃疡型,癌瘤在胃壁上形成巨大溃疡,深及肌层,边缘形成一圈隆起,称环堤。

1.X 线

(1)早期胃癌(图 3-17)

1)需用低张双对比造影。

2)胃小区黏膜结构紊乱、消失。

3）切线位上可见刺突样小龛影。

4）可见颗粒状、小圆形充盈缺损，表面毛糙不平。

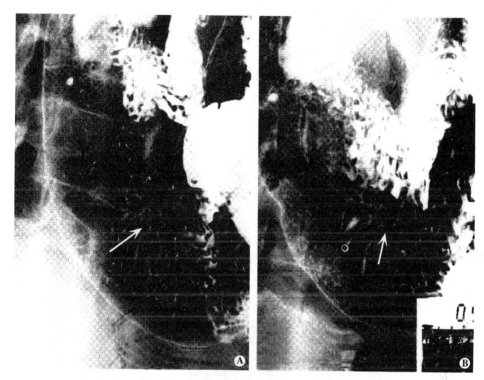

图3-17　凹陷型早期胃癌

胃钡剂低张黏膜相示胃体部早期凹陷型胃癌，病变处黏膜皱襞僵直，

相互融合成杵状，周围胃壁毛糙

（2）中晚期（进展期）胃癌（图 3-18～24）

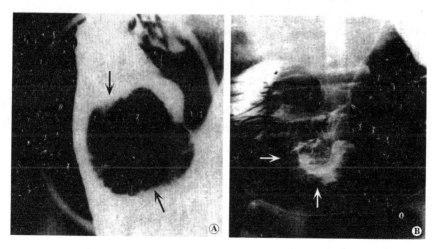

图3-18　进展期胃窦癌（蕈伞型）

胃钡剂充盈相(A)及双对比相(B)示胃窦区黏膜破坏，腔内见巨大充盈缺损，边界毛糙，管壁僵硬

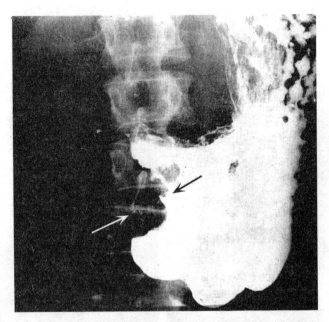

图3-19　胃窦癌（蕈伞型）
胃钡剂充盈相示胃窦大弯侧充盈缺损，表面凹凸不平，管壁僵硬

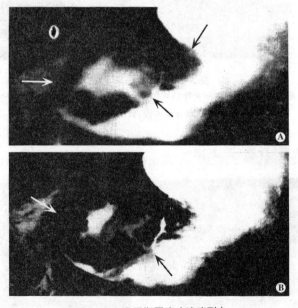

图3-20　进展期胃癌（溃疡型）
胃钡剂检查充盈相(A、B)示胃小弯侧巨大的腔内龛影，溃疡边缘有环堤征、
裂隙征、指压迹、半月征(↑)；胃壁僵硬，边缘毛糙

1）胃腔内充盈缺损：缺损边缘轮廓不光整，形态不规则或呈分叶状。

2）腔内龛影：龛影大而浅，形态不规则，多呈半月形，外缘平直，内缘不整，呈大小不一尖角样指向外周，常伴有环堤征及半月综合征。

3）黏膜改变：黏膜皱襞局限性破坏、中断，周围黏膜粗大、僵直。

4）胃轮廓改变：胃腔变形，边缘不整齐，胃壁僵硬，容积小且固定。

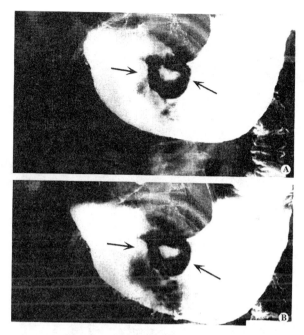

图3-21 进展期胃小弯癌（溃疡型）

胃钡剂检查压迫相（A、B）示胃小弯腔内龛影，边缘不整，胃壁僵硬

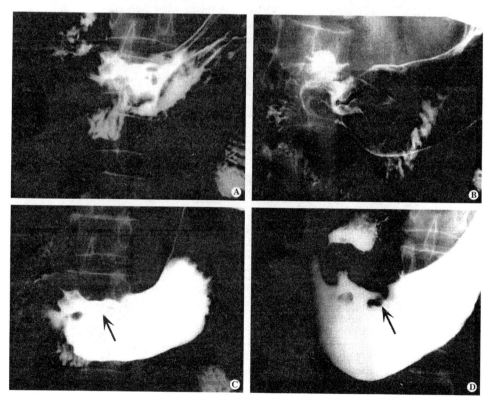

图3-22 进展期胃窦癌（溃疡型）

胃钡剂检查（A～D）示胃窦小弯侧腔内龛影、半月征，周围黏膜破坏

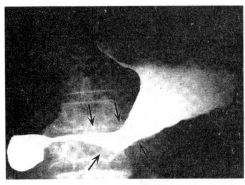 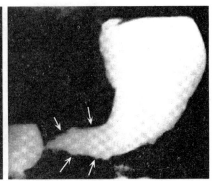

图3-23　进展期胃窦癌（浸润型）
胃钡剂检查充盈相示胃窦壁僵硬，边缘不整，
胃腔狭窄变形，呈皮革胃

图3-24　进展期胃窦癌（浸润型）
胃钡剂检查充盈相示胃窦壁僵硬，
边缘不整，胃腔狭窄变形

5）病变部蠕动减弱或消失。

（3）特殊部位胃癌 X 线表现（图 3-25～30）

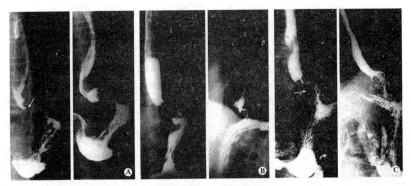

图3-25　贲门癌
胃钡剂检查（A～C）示钡剂在贲门处受阻，贲门、胃底管壁僵硬、变形，腔内可见不规则充盈缺损，胃底变形

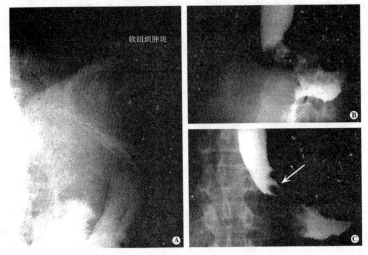

软组织肿块

图3-26　贲门癌
胃钡剂检查（A～C）示胃底区软组织肿块，腔内不规则充盈缺损，贲门、胃底管壁僵硬、变形

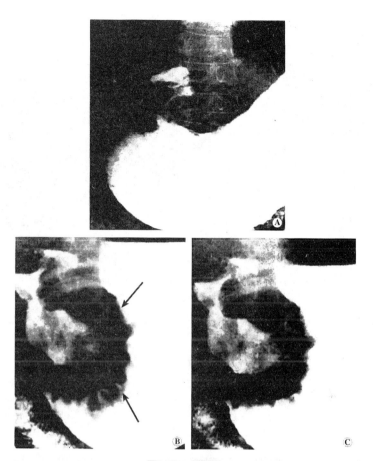

图3-27 胃窦癌

胃钡剂检查充盈相(A)示胃窦浸润型胃癌,胃窦狭窄,管壁僵硬。胃压迫相(B、C)示
胃窦溃疡型胃癌,腔内见充盈缺损、半月征及龛影

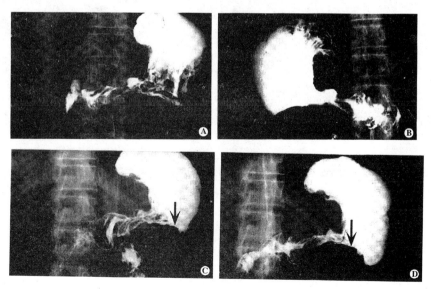

图3-28 胃窦癌

胃钡剂检查(A～D)示胃窦黏膜破坏,管壁僵硬,管腔不规则狭窄

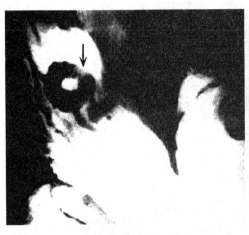

图3-29 胃体平滑肌肉瘤

胃钡剂检查充盈相示胃腔内充盈缺损,边缘光滑,
轻度分叶,内见龛影,周围黏膜完整,胃壁柔软

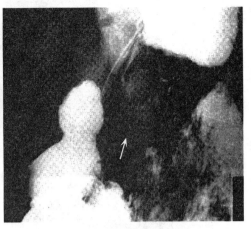

图3-30 胃体平滑肌肉瘤

胃钡剂检查黏膜相示胃腔内软组织肿块,边缘光滑,
内见溃疡,周围黏膜完整,胃壁柔软

1)贲门癌:局部胃壁僵硬,黏膜破坏、中断;胃底贲门区软组织肿块,可呈分叶状突向胃腔,钡剂通过受阻,入胃时钡剂绕肿块分流而下。

2)胃窦癌:病变区黏膜破坏、中断,可见形态不规则腔内龛影。胃窦狭窄,形态不规则,胃壁僵硬,可导致近端胃蠕动增强,钡排空受阻。胃极度扩大,腔内大量潴留或完全梗阻征象。

3)全胃癌:胃容积缩小,全胃壁僵硬呈革袋状,蠕动消失,黏膜完全消失。

2.CT(图 3-31)

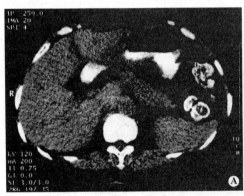
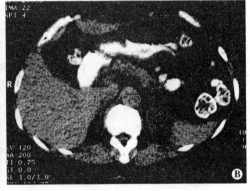

图3-31 胃窦癌

CT 平扫连续层面(A、B)示胃窦部黏膜不规则增厚,窦腔变小,窦壁僵硬

(1)平扫显示不规则软组织块影突向腔内,胃壁局限性或弥漫性增厚,壁不光滑。

(2)增强扫描见病灶呈不均匀强化,与正常胃壁无明显分界。

(3)肿瘤向胃外生长,可见胃周脂肪层消失,并可侵及周围器官。

(4)腹膜后间隙、腹腔内可见圆形肿大的淋巴结影,可见肝、脾血行转移病灶。

3.MRI

(1)胃癌 MRI 表现与 CT 类似。

(2)MR 的优势在于了解胃外浸润及腹腔淋巴结肿大情况,对胃癌分期有重要价值。

4.诊断、鉴别诊断及比较影像学

低张双重对比检查有助于发现早期胃癌,确诊需胃镜加活检。钡餐是诊断中晚期胃癌的主要方法,CT、MRI 对胃癌的临床分期和制订治疗方案有重要作用。

早期胃癌应与胃息肉、黏膜下肿瘤如平滑肌瘤、神经源性肿瘤以及溃疡瘢痕相鉴别。胃息肉、黏膜下肿瘤一般表面光滑,不呈分叶状,黏膜受压推移,柔软,无中断。中、晚期胃癌应与胃淋巴瘤、平滑肌肉瘤、良性溃疡及肥厚性胃窦炎相鉴别。胃淋巴瘤、平滑肌肉瘤均表现为胃腔内巨大包块,多呈宽基底,表面较胃癌光滑,分叶少,胃黏膜推移。

四、残胃和残胃疾病

残胃的形态与术式有关。残胃常见的疾病有吻合口溃疡、残胃癌、吻合口梗阻、吻合口瘘等。

(一)吻合口溃疡(图 3-32)

大多于手术后 2 年左右发病,约 25%的患者并发出血或穿孔。临床症状类似于消化道溃疡。

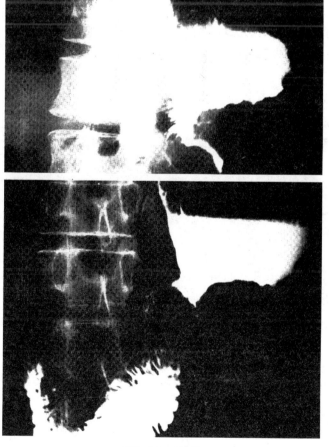

图3-32 残胃
胃大部切除术后(毕Ⅱ式)影像表现及吻合口情况

1.X 线

(1)龛影:大多数发生于吻合口,毕工式者易发生于近端胃小弯,毕Ⅱ式易发生于远端空肠,溃疡特征与一般良性溃疡相同。

(2)黏膜改变:黏膜增多、增粗,走行紊乱。

(3)吻合口改变:吻合口不光整,壁尚柔软,钡剂通过时扩张尚好。严重者可有吻合口狭窄,钡剂排空受阻。

2.鉴别诊断

典型溃疡病症状结合影像学表现可明确诊断,有时应与手术吻合口周围粘连牵拉形成假憩室鉴别,但后者形态可变。

(二)吻合口梗阻

吻合口梗阻是指手术后吻合口水肿或吻合口瘢痕挛缩致狭窄,或者邻近肠襻粘连所产生的梗阻。

(1)残胃扩大,积气或积液,立位摄片可见气液平。

(2)钡剂通过吻合口受阻,排空显著延迟。

(3)胃动力增强。

(三)残胃癌

残胃癌是指病灶切除术后,残胃内发生癌变,并引起症状。多发生于术后 10～15 年。胃溃疡术后发生率高于十二指肠溃疡术后。临床表现类似于胃癌。

1.X 线

(1)吻合口变窄,扩张受限。

(2)吻合口附近的胃壁僵硬,黏膜消失或不规则增粗。

(3)残胃腔内见形态不规则的充盈缺损,有时可见腔内龛影,严重者可有吻合口梗阻。

2.鉴别诊断

需与吻合口手术缝合不整齐、吻合口黏膜水肿、吻合口狭窄相鉴别,后者均表现为管壁柔软,吻合口钡剂通过时可扩张,边缘较规则且较光滑。

(四)吻合口瘘

吻合口瘘常发生于食管胃吻合术后 7～10 天,临床表现类似于穿孔。X 线表现见对比剂溢出消化道,游离于胸腔或在吻合口旁出现一囊袋状、裂隙状滞留的对比剂影。

五、十二指肠憩室

十二指肠憩室是肠壁肌层局部薄弱并向外突出而形成的囊袋样结构,约 90％～95％位于十二指肠降部内侧面,距壶腹部 2.5cm 范围内多见,常见于 60～70 岁老人。

憩室多无症状,合并炎症时有类似胃炎或消化性溃疡症状,憩室炎可引起较严重的并发症,如胆道梗阻,憩室出血、穿孔等,并出现相应症状。

1.X 线钡餐检查(图 3-33)

(1)突向腔外的圆形、小囊袋状影,轮廓光整,可见十二指肠黏膜伸入其内。

(2)憩室壁柔软,可蠕动及排空,部分憩室内可见肠内容物形成的充盈缺损。

(3)憩室炎时,可见内壁不光整、黏膜紊乱,甚至可见小龛影。

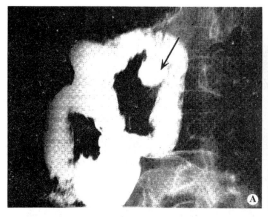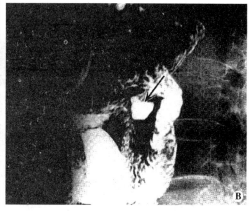

图3-33 十二指肠憩室

十二指肠钡剂检查充盈相(A、B)示十二指肠腔外卵圆形袋状影,边缘光滑整齐,黏膜伸入其中

六、腹部结核

腹部结核常同时波及肠、腹膜、肠系膜及盆腔,亦可以某一种为主。腹部结核的感染途径有多种,多继发于肺结核。肠结核主要为带结核菌痰液直接侵入肠黏膜所致,腹膜、肠系膜及盆腔结核常为血行播散而来,也可在相邻的器官间直接蔓延。

病理表现:①肠结核分为溃疡型和增生型,以溃疡型多见,两者常并存。溃疡型结核首先是肠壁淋巴结干酪样坏死、黏膜溃烂,继之溃疡侵入黏膜下层、肌层、浆膜层,甚至形成瘘管,最后引起肠管瘢痕狭窄;增殖型肠结核产生大量结核性肉芽组织和纤维增生,使黏膜隆起呈大小不等的结节,肠壁增厚,肠腔变硬狭窄。②腹膜结核病理上表现为不同程度的腹膜腔渗液,腹膜粟粒结节形成并增厚,肠系膜、肠管和肠系膜淋巴结粘连成团,其间有较多的干酪样坏死病灶。③肠系膜结核主要为肠系膜淋巴结肿大及干酪样变并相互融合。

腹部结核的临床表现主要有腹痛,伴有低热、腹泻、恶心呕吐、食欲减退、胀气,部分病例有肠梗阻症状或者可扪及包块,腹部常有柔韧感。

1.X 线

(1)溃疡型肠结核

1)好发于回盲部,常累及盲肠、结肠,也可发生于空肠、回肠。

2)激惹征(或称跳跃征):常发生在回盲瓣区域,钡剂通过迅速而不易充盈,末端回肠可呈细线状。

3)变形:病变肠管呈轻度不规则狭窄,结肠袋变浅甚至消失。

4)龛影:溃疡较深时,病变段肠管呈不规则锯齿状,常与正常段肠管相间。

(2)增殖型肠结核(图 3-34)

1)病变段肠管呈小息肉样增生,形成大小不等的充盈缺损。

2)肠壁增厚,管腔变窄、变形,严重时产生肠梗阻。

3)肠管缩小变短,并见肠腔内黏膜紊乱且粗细不均。

(3)结核性腹膜炎

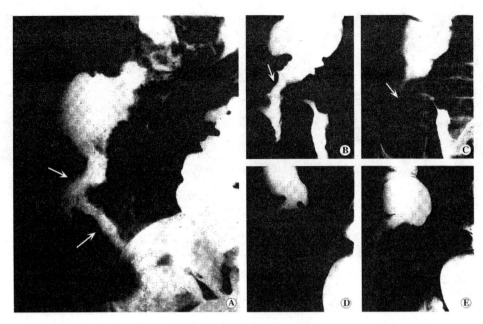

图3-34　肠结核（增殖型）

肠钡剂检查(A~E)示盲肠、升结肠管腔狭窄,管壁僵直、短缩,腔内见充盈缺损。回盲瓣及末段回肠均受累

1)小肠广泛分节舒张、胀气和动力减退。

2)当大量腹水时,X线平片示腹部密度增高。

3)钡餐见肠曲间距分开,或者被腹水挤集于中腹部,盆腔内无肠曲,形成飘浮状。肠曲间若有广泛性粘连、牵拉固定,可使肠管内钡剂充盈不均、肠管粗细不等、肠管排列双侧不对称等。腹膜的炎性粘连肿块可造成肠道的外压性改变。

(4)肠系膜结核

1)一般很少有直接征象。

2)常表现为肠功能紊乱,肠曲不规则舒张、分节和胀气。

3)近病变淋巴结的肠管由于炎症刺激也可有激惹征象。

4)若肿大的淋巴结成块,可造成肠管外压性改变。

5)病变愈合后可见淋巴结钙化。

2.诊断、鉴别诊断及比较影像学

有肺结核病史者,出现慢性腹痛、低热、腹水,X线钡餐及钡剂灌肠检查发现回盲部肠管有典型的激惹(跳跃)征,肠管狭窄、僵硬,尤其侵犯回盲瓣区,使回盲瓣增厚时应考虑肠结核。

回盲部区域的病变应与 Crohn 病和淋巴瘤等鉴别。

肠结核一般用钡餐及钡剂灌肠检查。腹膜结核及肠系膜淋巴结结核可加用 CT 和 MRI。

七、克罗恩病

克罗恩病也称非特异性局限性肠炎,主要发生于回肠末端。

病理早期表现为一段肠管黏膜充血、水肿,病变发展可波及肌层和浆膜层,引起肠壁增厚,黏膜表面形成肉芽结节,也可以并发溃疡,甚至穿孔。

临床主要为腹痛,可伴有发热、便秘或腹泻,食欲减退。

1.X 线(图 3-35)

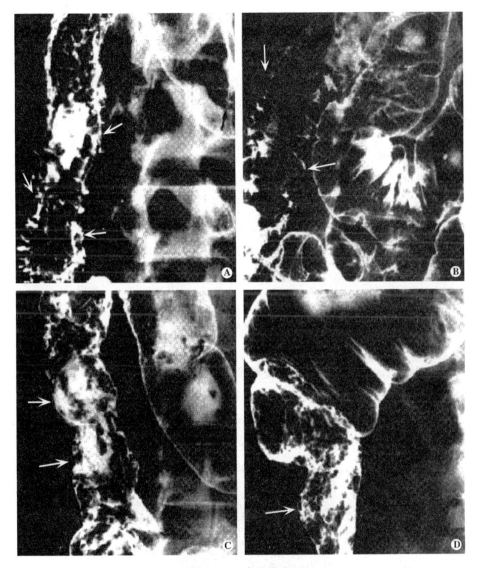

图3-35 克罗恩病

肠钡剂检查(A~D)示升结肠纵横交错的线样溃疡;深的纽扣样溃疡,

如"T"字形或领纽状;结肠袋增厚、变浅、僵硬

(1)早期末端回肠黏膜皱襞增粗。

(2)充盈缺损:表现为卵石样或息肉样较为恒定,系黏膜下层受侵、大量肉芽组织增生所致。

(3)尖突状龛影。

(4)激惹征象。

(5)晚期充盈缺损更明显。肠壁增厚、变硬、狭窄。有时,结肠及回盲部受累。

2.诊断、鉴别诊断及比较影像学

慢性腹痛、腹泻及 X 线钡餐检查见节段性肠管黏膜增粗,恒定的卵石样充盈缺损,尤其发生于末端回肠,可考虑本病。

与回盲部结核鉴别时要特别注意病变的形态,若以末端回肠的卵石样病变为主,则应考虑Crohn 病(表 3-1)。

钡餐检查有利于早期发现黏膜病变及功能改变,CT 则有利于显示腹腔、腹壁脓肿等。

表 3-1　Crohn 病和肠结核的鉴别诊断

病种	肠结核	Crohn 病
好发部位	回盲部	回肠末端
主要的病理	溃疡	肉芽增生为主
X 线表现		
溃疡	肠管呈不规则锯齿状	尖突状龛影
增生	小息肉样	卵石征

八、结肠癌

结肠癌的发病率在消化道肿瘤中仅次于胃癌和食管癌,结肠癌多分布于直肠和乙状结肠,约占 70%。

病理上分为四型,即增生型、溃疡型、浸润型和混合型,生长方式基本同胃癌。肿瘤生长速度较慢,较晚才出现转移。

临床表现为腹痛,消化不良,果浆状便血,或大便带血,有时伴有腹泻、便秘。

1.X 线(图 3-36~37)

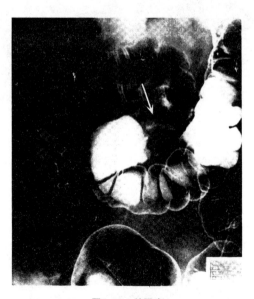

图3-36　结肠癌
结肠气钡双重造影示肝曲结肠肠腔环形狭窄,呈"苹果核"征

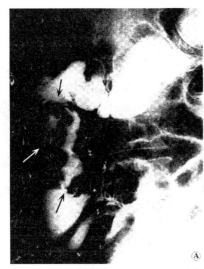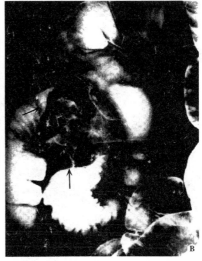

图3-37 升结肠癌

结肠充盈相(A、B)示升结肠及肝曲结肠内不规则充盈缺损,管壁僵硬,管腔不规则狭窄

(1)增生型:主要为充盈缺损,周边的黏膜破坏中断或见小溃疡。气钡双重对比可显示肿块的轮廓。

(2)溃疡型:主要为向腔内突起的龛影,与胃癌一样叮以形成半月征。

(3)浸润型:主要沿肠壁环形生长,使肠壁增厚、肠腔变窄,可见狭窄段黏膜纹呈锯齿状。

(4)混合型:常有两种以上表现混合存在,充盈缺损、龛影或狭窄并存。

2.CT

(1)CT检查前应做清洁灌肠和保留灌肠。

(2)肠壁局限性或弥漫性增厚,管腔狭窄。

(3)肠壁及肠腔内见局限性肿块,管腔内见充盈缺损。

(4)肿块向腔外生长,侵犯周围组织器官,界限不清。

(5)腹膜后及肠系膜根部淋巴结肿大,肝内转移等。

3.诊断、鉴别诊断及比较影像学

腹痛、便血、腹部包块及X线钡剂灌肠检查发现确切的充盈缺损,腔内龛影,环形不规则狭窄,肠壁僵硬可以确定诊断。

结肠癌需与慢性结肠炎引起的肠壁局限性狭窄、肠外肿块压迫、淋巴瘤等相鉴别。

结肠癌的影像学检查方法仍以钡剂灌肠尤其是气钡双重对比检查为主。CT、MRI可以探知结肠癌的牛长范围,有无周边转移和其他实质器官的转移,对治疗方案的选择起重要作用。

九、结肠息肉

直肠和乙状结肠是息肉的好发部位。病理上为带蒂或不带蒂的炎性增生结节或腺瘤性息肉。临床以无痛性便血为特征,常在排便终末时出血。本病多见于儿童。直肠息肉有时可以由肛门脱出。

1.X线(图3-38)

(1)气钡双重对比检查可显示息肉的全貌。

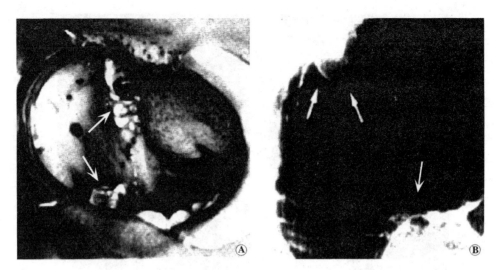

图3-38　结肠息肉
肠腔内可见多个大小不等的隆起样肿物,表面光滑(A);结肠气钡造影(B)示肠腔内隆起样肿物

(2)充盈缺损边缘光滑,界限清楚。

(3)充气时可见带蒂和(或)宽基底光滑分叶状软组织肿块,表面常附着少量薄层钡剂。

(4)带蒂息肉有一定的活动度。

2.诊断、鉴别诊断及比较影像学

临床表现结合肠道肿块边缘光滑、无黏膜破坏,管腔扩张度好,有时有蒂,一般可确诊。结肠息肉可多发,检查前要清洁好肠道,以免漏误诊。

结肠息肉应与较小肠道恶性肿瘤鉴别,后者常有局部肠管僵硬,肠壁内陷,黏膜中断破坏。

目前检查方法仍以钡剂灌肠,尤其是气钡双重对比检查为主。CT 仿真内镜对显示息肉亦有一定价值。

第四章　生殖泌尿系统影像

第一节　肾脏

肾、肾蒂及肾上腺均位于由肾前、后筋膜即吉氏筋膜构成的腹膜后间隙内（腔内）。肾蒂包括肾动脉、肾静脉、集合系统、输尿管及淋巴管。集合系统包括 10～14 个肾小盏、肾大盏和肾盂，后者一般位于肾窦内或部分位于肾窦外。肾脏长 3～4 个腰椎椎体高度（12～14cm），宽 5～7cm，在静脉肾盂造影片上由于放大与利尿作用的影响，所显示的影像大于实际肾脏大小。在做超声检查时，由于难以整体显示肾脏，因而显示的肾脏影像常小于肾脏实际大小。左右肾脏大小差别不应超过 1cm，右肾较左肾低 1～2cm 并略偏外侧，两侧肾轴平行于腰大肌。

一、医学影像技术

（一）常规 X 线检查

1.X 线平片

肾脏 X 线平片检查一般与输尿管、膀胱检查结合在一起，即通常所说的 KUB 片（Kidney-Ureter-Bladder）：泌尿系统平片。平片在观察泌尿系结石及钙化等病理变化方面具有重要作用。检查方法如下：①检查前 2～3 天少渣饮食；②使用缓泻剂清洁肠道，检查前一天晚上口服番泻叶 9g；③检查时，患者取仰卧位；④摄片范围：上起双侧肾上腺区，下至耻骨联合；⑤通常摄取正位片，必要时加摄侧位、斜位片。

2.静脉肾盂造影

经静脉注射造影剂后，大部分造影剂经肾脏排泄，因而可以清楚地观察肾集合系统、输尿管及膀胱，同时也可对肾实质进行观察。步骤如下：①清洁肠道，方法同前；②首先摄取腹部平片；③行造影剂过敏实验；④将腰带系于患者腰腹部，对输尿管进行体外压迫；⑤注射 76% 的造影剂（泛影葡胺或泛影酸钠）40～60ml；⑥注射后 1min 和 5min 双肾摄片；⑦注射后 10min 摄腹部平片及双侧斜位片；⑧膀胱摄片；⑨排空后再摄腹部平片。

3.静脉点滴肾断层摄影

经静脉点滴造影，能使肾脏显影时间延长，可有更多的时间行肾脏断层摄影。还可行特殊方位的观察。静脉点滴肾断层摄影不如静脉肾盂造影常用。当在肾脏轮廓内发现有钙化时，应加摄斜位片，以确定钙化影是否真正位于肾脏内。检查方法步骤如下：①腹部平片和肾断层摄影（自背部 8cm 处开始）；②静滴 14% Urovist 300ml（或 Conray-30）或 Isovue300 150ml（或 Omnipaque 300）；③静滴 150ml 后行断层摄影，通常摄 7～9 层；④静滴后摄腹部平片和双斜位片；⑤膀胱摄片；⑥排空后再摄腹部平片。

4.逆行肾盂造影

逆行肾盂造影能清楚地显示肾盂、肾盏、输尿管的形态与结构，以及病变所形成的充盈缺损。但本方法操作复杂,创伤大,并易引起泌尿系感染。步骤如下:①造影前准备肠道,摄腹部平片;②在膀胱镜下置输尿管导管于输尿管内;③经导管注入 20％～30％泛影葡胺或泛影酸钠 3～5ml;④肾及输尿管区摄片。

(二)超声

(1)检查前准备:通常不需准备,当探查肾盂、肾盏结石或肿瘤时需饮水。

(2)侧卧位经侧腰部进行冠状位扫查较常用,肋骨影响时可嘱患者深吸气,此检查部位优点如下:①易探及肾上极;②图像与传统 X 线肾盂造影片方位一致,便于比较观察;③左、右侧分别有脾、肝作为声窗,肾脏声像图清晰;④能得到最佳的肾内彩色血流图。

(3)俯卧位经背部扫查,受肋骨影响小,但有时肾上极较难显示,此检查部位可清楚地显示病灶在肾脏的内外和前后位置。优点如下:①容易获得完整的肾脏声像图;②可显示积水的上段输尿管。

(4)经腹部扫查包括:①右肋缘下经肝纵向扫查;②右肋缘下斜行扫查;③左腹部横向扫查;④左腹部纵向扫查。

(三)CT

(1)检查前 3 天禁服钡、钙剂,前 4h 禁食。

(2)扫描前 30min 口服 1.5％～2.0％泛影葡胺 500～1000ml,开始扫描前再服 500ml。

(3)患者取仰卧位。

(4)扫描范围一般取第 11 胸椎下部至腰 2、3 下界水平。

(5)先行平扫,适用于泌尿系结石、肾外伤后的出血、错构瘤、囊肿等情况。

(6)增强扫描,进一步细致地观察平扫发现的病变,进一步观察血管性病变、肾功能情况。

(四)MRI

(1)检查前可不做准备或检查前 20min 口服 5％甘露醇溶液 800～1000ml。

(2)扫描范围为左肾上极至右肾下极之间。

(3)扫描区上、下方设定平行于层面的饱和带。

(4)常规行横断面 T_1、T_2 加权像扫描,必要时加冠状位、矢状位扫描。

二、先天异常

(一)双集合系统

1.双肾盂

双肾盂是一种常见的泌尿系发育畸形,系由胚胎期两个输尿管芽进入一个后肾胚基所造成。其中一个肾盂与上极肾盏相接,另一个肾盂与中下极肾盏相接,两肾盂于肾盂输尿管交接部汇合。发生率约为 10％,一般上肾盂小,发育不全。无并发症。

X 线表现:当上、下两部分肾功能正常时,静脉肾盂造影可显示双肾盂畸形,上肾盂小于下肾盂,肾盏短粗,可合并积水。下肾盏数目减少,位置偏低。

2.不完全性双输尿管

重复输尿管在肾盂输尿管结合部以远至邻近膀胱这一范围内汇合,输尿管呈"Y"形。本畸形无并发症。

(二)马蹄肾

两肾经峡部于中线处相连。这是一种最常见的融合畸形(其他的融合畸形还包括横向融合异位、烙饼肾),峡部含有肾实质组织并有血液供应,也可仅含纤维组织。

1.伴发其他畸形

①肾盂输尿管结合部梗阻,占 30%;②双输尿管,占 10%;③生殖系畸形;④其他畸形:肛门直肠畸形、心血管畸形、骨骼肌肉畸形。

2.并发症

①梗阻,感染,结石形成,占 30%;②增加肾脏恶性肿瘤,特别是 Wilm's 瘤的发病危险;③增加肾损伤的危险。

3.影像学表现

①左、右两肾经峡部相连,形成马蹄形;②两侧肾脏轴线异常,下极肾盏较上极肾盏更偏向中线;③正位观察双侧肾盂旋转不良;④峡部位于腹主动脉和下腔静脉前方,但位于肠系膜下动脉水平下方。

(三)其他正常变异

(1)胎儿分叶状肾:呈扇贝壳状,肾盏正常。

(2)贝坦氏隔膜(上极发生率 90%,下极发生率 60%),常伴发双肾盂。

(3)驼峰肾:左肾实质突起并导致脾脏受压。

(4)异常肾乳头:肾乳头伸入漏斗或肾盂,而不与肾小盏相连。

(5)肾盂和漏斗的血管压迫。

(6)中 1/3 输尿管扩张。

(7)肾窦脂肪堆积。

三、囊性病变

(一)分类

1.肾皮质囊肿

①单纯性囊肿;②复合性囊肿。

2.肾髓质囊性病变。

3.多囊肾

①婴儿型多囊肾;②成人型多囊肾。

4.多囊性肾发育不良

5.多腔型囊性肾瘤

6.伴发全身性疾病的囊肿

①结节性硬化;②Von Hippel-Lindau 病。

7.其他囊性病变

①包虫病;②尿毒症继发性囊肿;③肾实质外囊肿:肾盂旁囊肿,肾周囊肿。

(二)单纯性囊肿

单纯性囊肿可能起自梗阻的肾小管,不与集合系统相通。临床上多无症状,偶尔破裂出血导致血尿或感染。较大的囊肿产生占位效应时可引起钝痛或不适。

1.影像学表现

(1)静脉肾盂造影：①透光性充盈缺损；②肾皮质膨大；③集合系统圆形压迹；④较大囊肿可见"鸟喙征"。

(2)超声：①无回声区；②后壁回声增强；③囊肿边缘锐利,囊壁光滑；④囊内偶见细薄分隔。

(3)CT：①囊壁光滑；②边界清楚；③囊内密度均匀,CT 值<15Hu；④增强扫描病灶无强化；⑤囊壁难以显示。

2.注意事项

(1)肾脏真性囊肿应与肾盂积水、肾盏憩室、肾盂旁囊肿进行鉴别。

(2)肾囊肿还应通过彩色多普勒超声与低回声的肾动脉瘤进行鉴别。

(3)钙化、分隔、不规则边缘(复合性囊肿)的囊肿应做进一步的检查。

(三)复合性囊肿

单纯性囊肿以外的囊肿均为复合性囊肿,其中部分为恶性病变,包括多房性肾囊性肿瘤、多房囊肿、复杂性分隔囊肿、慢性感染性囊肿、大量钙化性囊肿和囊性肾细胞癌。上述这些病变从影像学上难以区分,临床常采取手术治疗。

影像学表现如下：

1.分隔

①囊肿具有菲薄的间隔,常为良性病变；②厚而不规则的间隔,需进一步检查。

2.钙化

①囊肿微小钙化,常为良性病变；②钙乳症：囊液内含有大量小钙化颗粒,通常为良性病变。

3.厚壁

这类病变常需外科手术探查。

4.囊内容物 CT 密度较高

①多数此类病变为良性；②高密度常因囊内出血、含高蛋白及钙化所致；③50%病变在超声上显示为单纯性囊肿。

(四)其他囊性病变

1.钙乳囊肿

(1)并非真正的囊肿,可与外界相通,也可不与外界相通。

(2)当囊内无微小钙化颗粒时,称为肾盂源性囊肿(肾盏憩室)。

(3)囊内含层状钙化颗粒(碳酸钙)即为钙乳囊肿。

(4)无病理意义。

2.肾盂旁囊肿

(1)源于肾实质但突入肾窦内。

(2)可造成集合系统的压迫。

3.肾周囊肿

(1)位于肾筋膜囊下。

(2)不是真正的囊肿,为尿液被局限于肾筋膜下所致。

(五)肾髓质囊性病变(MCD)

此类病变源于肾髓质及肾小管间的纤维组织,病人常表现为氮质血症及贫血,最终导致肾功能衰竭。

1.分类

(1)家族性肾病,占70%,为常染色体隐性遗传疾病,又分少年型和成人型两种类型。

(2)成人型肾髓质囊性病变,占15%,为常染色体显性遗传疾病。

(3)肾-视网膜发育不良,占15%,为常染色体隐性遗传疾病。

2.影像学表现

(1)肾体积小。

(2)肾髓质内多发小囊肿(直径<2cm)。

(3)囊肿常较小,影像上难以显示,病变的组织成分复杂,超声检查肾髓质回声增强。

(4)肾皮质变薄,不含囊肿。

(5)无钙化。

(六)成人型多囊肾(APKD)

为肾集合小管及肾单位的囊状扩张,与肾髓质囊性病变及婴儿型多囊肾不同,后者仅有集合肾小管受累。APKD属常染色体显性遗传性疾病(婴儿型多囊肾为常染色体隐性遗传)。发病率为0.1%,是一种最常见的肾脏囊性疾病,占肾透析病人的10%。临床上以慢性进行性肾功能损害为主要特征,临床症状一般从30~40岁开始,其表现呈多样性,可触及囊性肿大的肾脏,也可长期无症状。治疗方法一般为透析和肾移植。

1.伴发疾病

(1)肝囊肿,占70%。

(2)颅内动脉瘤,占20%。

(3)胰腺和脾囊肿,<5%。

2.影像学表现

(1)肾脏增大,并含有大量囊肿,肾轮廓外突。

(2)常见囊壁钙化。

(3)肾盏及漏斗受压变形。

(4)静脉肾盂造影示"瑞士奶酪"征。

(5)囊肿表现:①CT:低密度,高密度(如出血、含蛋白、钙化);②MRI:T_1WI呈低信号(水成分为主)或高信号(含血和蛋白),以及细胞残片所形成的囊内分层表现;③伴发肝囊肿。

(七)婴儿型多囊肾

婴儿型多囊肾为常染色体隐性遗传性疾病,根据年龄的不同分为以下几型:①新生儿型,表现为肾体积增大,呈海绵状,患儿呈Potter面容(眼距宽、扁鼻、缩颌、耳大低位)。②婴儿型,肾脏体积增大,其内散在无数微小囊肿,囊间有较多纤维结缔组织。③儿童型,肾脏体积小,表现为肾发育不全。

(八)尿毒症性囊性病变(UCD)

晚期肾脏疾病中 40% 的病人将发生肾囊肿,发生率随肾透析时间的延长而增加,5 年肾透析病人尿毒症性囊性病变的发生率高达 90%。并发症包括:恶性肿瘤、囊内出血、肾移植后囊肿可消退。

(九)囊肿穿刺抽吸

1.诊断

①复合性囊肿,≥3cm 的高密度囊肿;②了解囊内容物成分和囊肿分类;③穿刺抽吸后并注入造影剂观察囊壁情况。

2.治疗

①较大囊肿并造成集合系统梗阻或引起临床症状;②如囊肿为单纯性囊肿,囊液清澈、黄色而且流动性好,此时不需做囊液分析,但当囊液呈血性或棕色时应进行囊液化验。

3.抽吸后症状性囊肿复发时,可行经皮穿刺消融以代替外科手术

①置 20G 穿刺针于囊内并测量囊腔容量;②注入造影剂观察囊肿是否与集合系统相通,以防无水酒精对集合系统的损伤;③注入无水酒精,注入量为抽出囊液总量的 25%;④滞留无水酒精 15～20min,变换病人体位,最大限度地让无水酒精接触到囊壁的每一个面;⑤抽出余留的无水酒精。

四、肿瘤

(一)分类

1.肾实质肿瘤

①肾细胞癌,占 80%;②Wilm's 瘤,占 5%;③腺瘤;④大嗜酸粒细胞瘤;⑤肾母细胞瘤;⑥中胚层肿瘤。

2.肾间质肿瘤

①错构瘤;②恶性纤维组织细胞瘤;③血管瘤;④其他少见肿瘤。

3.肾盂肿瘤

①移行细胞癌,<10%;②鳞状细胞癌;③其他恶性肿瘤;④良性肿瘤:乳头状瘤,血管瘤,纤维瘤,肌瘤,息肉。

4.继发肿瘤

①转移瘤;②淋巴瘤。

(二)肾细胞癌

肾细胞癌又称肾腺癌、皮质样肾瘤、透明细胞癌、恶性肾瘤。临床表现:约 50% 的患者出现血尿,40% 侧腹疼痛,35% 扪及包块,25% 体重下降,血压升高,红细胞增多,血钙升高,男子乳房增大,以及 Cushing 综合征。

1.危险因素

①吸烟;②长时间使用非那西汀;③VonHippel-Lindau 病(常为双侧肿瘤);④长期肾透析;⑤家族史。

2.预后

5 年生存率:Ⅰ～Ⅱ期为 50%,Ⅲ期为 35%,Ⅳ期为 15%。

(1)转移,10％的患者肾切除后 10 年发生转移。

(2)部分病人未经治疗也可存活多年。

(3)有报道示个别病人肿瘤可自行消退。

3.影像学表现

(1)肿块:肾轮廓异常,肾盏变形。

(2)由于瘤内出血和坏死程度的不同,病变密度及信号在 CT 和 MRI 表现多样。

(3)对比增强常呈非均质性强化。

(4)钙化率为 10％。

(5)可发生囊变。

(6)集合系统和肾静脉内充盈缺损,常由血块和瘤栓所致。

(7)超声表现:(70％)大于 3cm 肿瘤常表现为强回声,(30％)小于 3cm 肿瘤常表现为低回声。

(8)血管造影:①95％的肿瘤呈富血管,血管管径大小不一,可见明显的动静脉瘘及静脉池;②血管造影对发现并发症以及难以确诊病例有很大的帮助;③术前栓塞。

4.分期

(1)Ⅰ期:肿瘤与肾实质界限清楚。

(2)Ⅱ期:肿瘤已达肾外,可累及肾上腺,但与肾筋膜界限清楚。

(3)Ⅲ期:①肾静脉受累;②淋巴结转移;③肾静脉受累和淋巴结转移。

(4)Ⅳ期:①穿过肾筋膜直接侵及邻近脏器;②远处转移,包括肺(55％)、肝(25％)、骨(20％)、肾上腺(20％)、对侧肾脏(10％)、其他脏器(＜5％)。

(三)Wilm's 瘤

Wilm's 瘤又称肾母细胞瘤,出生后肾胚芽组织发生的恶性肿瘤,多发生于 6 岁以下小儿。一般为单侧发病,生长迅速,肿瘤多较大,与周围界限清楚,常引起肾门淋巴结及肝、肺转移,部分患者可出现肾静脉癌栓。患儿早期无症状,以腹部包块为主要临床表现。

影像学表现:①一侧肾区巨大肿块;②少数病灶可出现点状或弧线状钙化;③病灶与周围正常组织界限清楚;④集合系统明显受压拉长;⑤超声检查病灶内光点粗大不均,常有斑片状强回声及不规则无回声区;⑥病灶内密度或信号不均,并可出现坏死、囊变、出血;⑦增强扫描病灶呈不均匀轻度强化。

(四)血管平滑肌脂肪瘤(AML)(错构瘤)

错构瘤含有脂肪、平滑肌和血管成分。较小的错构瘤不需治疗,伴有临床症状的较大肿瘤应行手术切除治疗或栓塞治疗。此肿瘤由于含有血管成分,故可导致自发性出血。80％的结节性硬化病人可伴发错构瘤,典型表现为双肾多发病变。但不到 40％的错构瘤患者伴发结节性硬化,约 5％无结节性硬化的错构瘤患者其错构瘤发生于双侧肾脏。

影像学表现:①肿瘤多位于肾脏浅表位置,小病灶呈类圆形,较大病灶呈不规则形。②肿瘤内所含脂肪成分在 CT 上表现为低密度,超声上为强回声,MRI T_1WI 为高信号,肾脏病变一旦发现有脂肪成分可明确错构瘤的诊断。仅有少数报道示肾细胞癌和嗜酸性细胞瘤含有脂肪成分。应注意的是,避免将较大的肾脏肿块包绕的肾窦脂肪或肾周脂肪当成病灶内的脂肪成分。③血管成分较明显的病灶增强后可见明显强化,MRI T_2WI 呈明显高信号。④肌肉成分较多时其信号类似于肾细胞癌,应注意鉴别。⑤错构瘤不含钙化,一旦病灶内出现钙化,应考虑其他诊断,如肾细胞癌。⑥血管造影 3% 的患者于病灶内可见扭曲、不规则动脉瘤样扩张的血管,此种血管的多少取决于病灶内含血管性成分的多少。富含黏液的错构瘤常为乏血管表现。

(五)腺瘤

肾腺瘤可能来自近端肾小管上皮细胞,多局限于肾皮质内,肿瘤往往较小,与周围组织界限清楚。一般认为腺瘤为不具转移特性的低级别腺癌,常通过尸检才能得以证实。患者常无临床症状。

影像学表现:局部肾轮廓外突。多表现为肾皮质内单发类圆形肿块,大小 1～2cm,边界清楚,少数病灶可有钙化。肿瘤较大时,尿路造影示肾盂肾盏受压移位。超声检查示病灶内呈中等强回声表现,回声均匀。CT 示病灶呈等或略高密度,MRI 呈等 T_1 及短 T_2 异常信号改变。增强扫描病灶呈轻度强化。

(六)大嗜酸粒细胞瘤

此肿瘤占肾脏肿瘤的 5% 左右,来源于近端肾小管的大嗜酸粒细胞(上皮细胞),尽管大多数病灶为良性,但由于此肿瘤有较明显的恶变倾向,故临床上常需行手术切除。

影像学表现:①典型 CT 表现为中央放射状瘢痕影,血管造影呈轮辐状,但不具特征性,因在腺癌病人也可见到。②边界清楚。③与肾细胞癌难以鉴别。

(七)移行细胞癌

起源于肾盂的肿瘤,多数为恶性,其中移行细胞癌最为常见。肿瘤多呈乳头状,可单发或多发,病灶基底较宽,呈浸润性生长,并沿输尿管播散,造成输尿管和膀胱发病。临床上以血尿为主,部分患者可有局部疼痛及包块。

1.影像学表现

(1)肿瘤常呈多灶性,40%～80% 的病人有膀胱移行细胞癌,仅 3% 的膀胱移行细胞癌病人晚期发展到上泌尿道。

(2)肾脏轮廓一般无改变,肾盂内乳头状或不规则充盈缺损。

(3)阻塞肾盂出口时可出现肾盂积水。

(4)超声示集合系统分离和扩张,局部可见实性结节状低回声。

(5)CT 示肾盂内不规则软组织密度肿块,CT 值为 30～40Hu。

(6)MRI:病灶呈 T_1WI 等信号,T_2WI 为低信号。

(7)增强扫描病灶呈轻度强化。

(8)60% 患者可在同侧复发。

(9)50% 患者有肺转移。

2.分期

(1)Ⅰ期:累及黏膜层。

(2)Ⅱ期:侵入肌层但未超出肌层。

(3)Ⅲ期:侵入邻近脂肪和肾实质。

(4)Ⅳ期:发生转移。

(八)鳞状细胞癌

鳞状细胞癌是一种较少见的肾脏恶性肿瘤,多数单侧肾发病,肿瘤沿肾盂壁生长,常可发生局部溃疡,部分患者可伴发结石和感染。临床上常表现为尿路感染的症状。鳞状细胞癌表现特征如下:①占肾盂肿瘤的5%,不到所有肾脏肿瘤的1%。②常伴发黏膜白斑病或其他慢性疾病(如肾结石病和血吸虫病)。③肿块呈扁平状,边缘不规整。④静脉尿路造影示肾功减退,肾盂肾盏边缘不规则。⑤可伴有结石与积水。

(九)乳头状瘤

乳头状瘤是肾脏最常见的良性肿瘤。肿瘤局限于黏膜而不侵犯黏膜下层,不发生转移,但可沿输尿管种植于膀胱内,典型的病理改变为病灶呈乳头状。

可单发或多发,无恶变潜在性。20%患者伴有其他部位泌尿系上皮的恶性病变,常见于膀胱内。静脉尿路造影示肾盂肾盏内息肉状充盈缺损。

(十)淋巴瘤

淋巴瘤累及肾脏的几率为5%。

1.累及肾脏形式

①由腹膜后直接侵犯。②经血液循环播散。③原发于肾脏的淋巴瘤,较为少见。

2.影像学表现

①广泛累及一侧或双侧肾脏;②肾内多发肿块(表现为强回声,低密度)。

(十一)转移

尸解示肾转移瘤发生率为20%,常见原发部位如下:①肺,②乳腺,③结肠,④黑色素瘤。

五、炎症

(一)泌尿道感染

(1)常见致病菌为大肠杆菌,其他致病菌还包括革兰阴性菌,如变形杆菌、克雷伯杆菌、假单胞菌、奈瑟菌属毛滴虫,有时可发生无菌性脓尿,做尿液培养未发现细菌。

(2)无菌性脓尿原因:①结核。②真菌感染。③间质性肾炎。④肾小球性肾炎。

(3)泌尿道感染的危险因素:①泌尿道梗阻,如良性前列腺增生、结石等。②膀胱输尿管返流。③妊娠。④糖尿病。⑤免疫缺陷。⑥器械操作。

(4)并发症:①脓肿形成。②黄色肉芽肿性肾盂肾炎。③气肿性肾盂肾炎。④瘢痕形成和肾功能衰竭。

(二)急性肾盂肾炎

急性肾盂肾炎为肾脏与尿路的急性细菌性感染,疾病本身不需影像学检查即可做出诊断和治疗。影像学检查的作用在于,①了解致病原因:尿路梗阻、返流、尿路结石。②排除以下并发症:脓肿、气肿性肾盂肾炎、瘢痕等。

1.常见的诱因

①糖尿病。②免疫抑制。③梗阻。

2.类型

(1)局限型。

（2）弥漫型，此型较严重。

3.影像学表现

75％的患者影像学（包括静脉肾盂造影、CT、超声）检查无异常发现，其余 25％患者无特征性影像学表现。如①肾脏增大；②皮髓质界限消失；③静脉肾盂造影表现有造影剂延迟排泄、集合系统狭窄；④可见灌注降低区；⑤局限性高密度；⑥伴发脓肿和瘢痕。

（三）肾盂积脓

（1）常由于尿路梗阻导致肾集合系统感染，其中最为常见的梗阻原因为结石，然后依次为肿瘤、狭窄、手术后狭窄。治疗方法主要为解除梗阻原因和抗菌治疗。部分病人需行肾盂切开。

（2）影像学表现：超声是鉴别肾盂脓肿与非感染性肾盂积水的最佳方法。①集合系统内出现异常回声。②尿液回声不均匀。③集合系统内的气体影。④透声性较差。

（3）CT 是显示梗阻原因和部位以及并发症的最佳方法。①集合系统扩张。②可发现肾周或肾脓肿。

（4）介入，穿刺抽吸进行培养，以便明确诊断和对药物的敏感性。

（四）肾脓肿

肾脓肿常由革兰阴性菌所引起，也可由葡萄球菌或真菌所引起，诱发病因有结石、尿路梗阻、糖尿病、艾滋病。

（1）影像学表现（图 4-1）

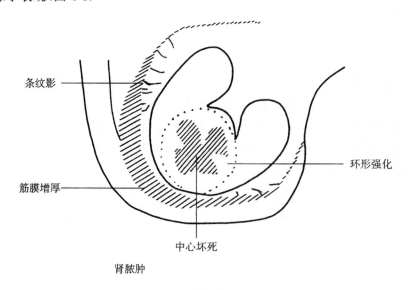

肾脓肿

图4-1

（1）肾脏体积增大，轮廓不清，患侧腰大肌模糊。

（2）尿路造影示患侧肾显影不良，或不显影。

（3）单发或多发、边缘清楚或不清的圆形局灶性病变。

（4）超声示病灶呈低回声或液性暗区。

（5）CT 示病灶中央呈低密度。

(6)MRI 示病灶区呈长 T_1 和长 T_2 异常信号改变。

(7)脓肿壁强化,中央坏死区增强后不强化。

(8)累及肾周时表现为肾筋膜增厚和肾周脂肪密度增高。

2.并发症

(1)脓肿向腹膜后间隙扩散。

(2)肾结肠瘘。

(五)肾周脓肿

(1)肾周脓肿常由高位尿路梗阻和肾脏感染所引起,非肾性原因包括十二指肠穿孔、憩室脓肿、感染性胰液积聚和脊柱结核,后者常引起肾周和腰大肌的脓肿。治疗方法为经皮穿刺引流。

(2)影像学表现:①患侧肾脏增大,轮廓不清。②患侧膈肌升高,腰大肌模糊,脊柱侧弯。③有时肾周可见气体。④尿路造影示患侧肾脏受压移位,严重者肾脏不显影。⑤超声示肾周层次不清,结构模糊,可见梭形及宽带状略强回声。⑥CT 示病变区密度增高,CT 值为 20Hu 左右,肾筋膜增厚。⑦MRI 示肾周呈长 T_1 和长 T_2 异常信号改变。

(六)气肿性肾盂肾炎

多发生于糖尿病病人,主要由革兰阴性菌引起,非细菌性原因为尿路梗阻。

1.病理特点

(1)气肿性肾盂肾炎肾实质和集合系统内均可见气体,死亡率高达 60%～80%。

(2)气肿性肾盂炎仅于集合系统内可见气体,死亡率为 20%。

2.影像学表现

(1)集合系统和(或)肾实质内可见气体。

(2)气体可扩散至肾筋膜囊内(此种情况死亡率较高)。

3.治疗

行肾切除术。如病人一般情况较差或伴有其他局部病变时,可行经皮穿刺引流作为暂时性治疗手段。

(七)黄色肉芽肿性肾盂肾炎(XGP)

本病是一种慢性化脓性肾感染性疾病,主要表现为肾实质破坏,并由吞噬大量脂滴的巨嗜细胞所代替,弥漫性病变者占 90%,局限性者占 10%,10% 的病人有糖尿病。

影像学表现:①巨大或鹿角样结石,是造成梗阻和炎症的主要原因。②肾体积增大,分泌功能减退。③可见多发非强化性低密度肿块(CT 值为 -10～30Hu),即黄色肉芽肿肿块,肿块可延伸至肾外并进入肾周间隙,病灶边缘呈薄环状强化。④黄色肉芽肿内可见细小钙化影。⑤肾筋膜增厚。

(八)结核

生殖泌尿系统是继肺以后易于发生结核的第二常见部位,常由血行播散所致。临床上往往有肺结核病史,可出现脓尿、血尿、排尿困难。

1.受累部位

①肾脏。②输尿管。③膀胱。④精囊、附睾。

2.肾结核影像学表现

(1)范围:①70%累及单侧。②30%累及双侧。

(2)大小:①疾病早期肾脏可增大。②疾病晚期肾脏变小。③肾自截。

(3)肾实质:①肾实质钙化率为70%。②钙化呈多种形式:弧条状、斑片状或不规则形,当钙化较均匀时,肾脏呈毛玻璃状。③乳头坏死,乳头形态不规则,坏死或破坏。④结核瘤。⑤肾实质瘢痕形成。

(4)集合系统:①黏膜不规则。②漏斗部狭窄。③肾盏破坏。④螺旋形输尿管,多发输尿管狭窄。⑤肾盂狭窄。⑥烟斗柄状输尿管,为无蠕动的狭窄部分。⑦肾结石,占10%。

(九)念珠菌病

最常见为真菌感染,常发生于糖尿病病人。

影像学表现:①多发皮髓质脓肿。②乳头坏死。③集合系统内可见真菌球,在静脉肾盂造影表现为充盈缺损。④超声表现为多发无回声灶。⑤肾盂积水。

(十)艾滋病肾脏表现

大多数艾滋病患者可发现其肾脏异常,艾滋病性肾病可导致不可逆性肾功能衰竭。

1.艾滋病性肾病的影像学表现

(1)超声示肾皮质增厚。

(2)肾脏增大不伴有肾积水。

(3)局限性低回声(超声),低密度(CT)病灶(并发感染或肿瘤)。

2.其他肾异常

(1)急性肾小管坏死。

(2)间质性肾炎。

(3)局灶性肾钙质沉着。

(4)感染:包括曲霉菌、弓形体病、卡氏肺囊虫、组织胞浆菌、结核分支杆菌等感染。

(5)肿瘤:增加患肾细胞癌、淋巴瘤、卡波奇肉瘤的几率。

3.前列腺异常

(1)细菌性、真菌性、病毒性前列腺炎。

(2)前列腺脓肿。

4.睾丸异常

(1)睾丸发育不良。

(2)细菌性、真菌性、病毒性感染。

(3)鳞状上皮细胞癌、淋巴瘤。

六、肾脏钙化及结石

肾脏钙化位于肾实质内,即肾钙质沉着,也可发生于囊肿或肿瘤等非正常组织内或者发生于肾集合系统,即肾结石病。

(一)结石

5%的人口可发生肾结石,通过尸检发现率为20%,复发率为50%,其中50%的患者具有临床症状。发病原因为尿路梗阻、感染、异物、肾盏憩室、克罗恩病、支架、肾小管酸中毒、高钙血症、高尿钙等。X线密度取决于结石含钙量。

1.钙结石(属不透光的结石,占75%)

①草酸钙。②磷酸钙。

2.磷酸镁胺结石(不透光的结石,占15%)

磷酸镁胺:感染性结石,70%的鹿角样结石属此类,这种结石常含有磷酸钙的成分。

3.胱氨酸结石(不透光性较前两者差,占2%)

胱氨酸在尿中出现。

4.透光性结石

①尿酸,占10%。②黄嘌呤,极少见。③黏蛋白基质结石,常发生于功能较差并受到感染的尿路,极少见。

5.影像学表现

(1)X线平片:①X线不透光性结石占90%。②可被腹部平片和螺旋CT所发现。

(2)超声:①超声可清楚显示肾结石,表现为强回声灶,后方有声影。②等于和小于3mm的结石超声可能漏诊。

(3)静脉肾盂造影:①对于透光性结石,最好是通过静脉肾盂造影进行观察。②输尿管梗阻可导致肾脏延迟或持续显影。③不透光尿液呈柱形从肾盂直达结石处,为蠕动减弱或消失所致。④结石远端输尿管狭窄(由水肿或炎症所致),易与单纯输尿管狭窄相混淆。⑤结石近端输尿管扩张,呈柱状,管壁僵硬,扩张程度与结石大小无对应关系。⑥输尿管多发结石可呈串珠状,常见于碎石术后。⑦输尿管入膀胱处因水肿可形成晕环征,类似于输尿管疝或膀胱癌表现,应注意鉴别。

(4)CT:①无论结石成分如何,CT一般均能发现,基质性结节例外。②连续性扫描十分重要,以免遗漏较小的结石,螺旋CT更有优势。③应选用CT平扫检查结石,增强扫描可用于结石与静脉石的鉴别诊断。

(5)结石位置:①肾盂输尿管结合部。②输尿管经过髂血管处。③输尿管进入膀胱处。

6.并发症

①肾乳头撕裂,慢性尿液外渗可导致输尿管周围或腹膜后纤维化。②慢性结石性肾盂肾炎。③鹿角样结石可导致黄色肉芽肿性肾盂肾炎。④鳞状上皮化生,即黏膜白斑病,肾盂肾盏和上输尿管较下段输尿管及膀胱多见,角化上皮的脱落可导致胆脂瘤形成。

7.治疗

①较小的肾结石(小于2.5cm):体外碎石。②较大的肾结石(大于2.5cm):经皮穿刺取石。③上段输尿管结石:体外碎石。④下段输尿管结石:输尿管镜。

8.体外碎石

①禁忌证:输尿管梗阻。②并发症:出血诱发高血压。

(二)肾皮质钙质沉着症(图4-2)

常为营养不良性钙化。

1.原因

(1)慢性肾小球肾炎。

（2）缺血所致的肾皮质坏死,缺血原因包括:①妊娠,②休克,③感染,④毒素。

（3）艾滋病相关性肾病:①肾小球硬化,②点状钙化。

（4）不常见原因:①肾移植排斥反应,②慢性高钙血症。

2.影像学表现

（1）肾周边性钙化。

（2）铁轨样钙化,典型表现,为坏死皮质与包膜下皮质交界区钙化形成。

（3）肾柱也可发生钙化。

（4）超声:皮质强回声。

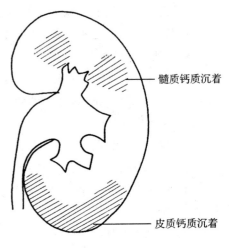

图4-2

（三）肾髓质钙质沉着症（见图 4-2）

1.原因

（1）甲状旁腺机能亢进,占 40%。

（2）肾小管酸中毒,占 20%。

（3）髓质性海绵肾,占 20%。

（4）肾乳头坏死。

（5）其他原因:①肾药物性中毒,②慢性肾盂肾炎。

2.影像学表现

（1）双侧肾髓质锥体点状钙化。

（2）钙化可扩展至肾周边。

（3）超声:肾髓质强回声。

七、肾盂、集合系统病变

（一）先天性巨肾盏

肾盏先天性增大,并伴发肾锥体发育不全,不造成梗阻,其余集合系统正常,肾实质与肾功能正常。本病病因不明,可能与先天性肾锥体发育不良、集合系统分支不正常有关,本病常伴有巨输尿管。

（二）肾盂漏斗发育不全

以上部集合系统发育不全为特征,种类如下(图 4-3):①肾盏憩室,②肾盂囊肿,③多发漏斗部狭窄,④肾盂输尿管结合部狭窄,⑤肾盂漏斗狭窄,⑥多发性肾囊肿。

（三）肾盏憩室

憩室常向外位于皮髓质交界区,也可来自肾盂或漏斗部,病人常无症状,常可伴发结石。影像学表现特征:与集合系统相连的囊性病灶;如颈部未堵塞,在静脉肾盂造影时可见造影剂进入憩室;可伴发结石或钙乳症;体外碎石后的结石碎片因憩室颈部狭窄不能通过,此时应行经皮穿刺取石。

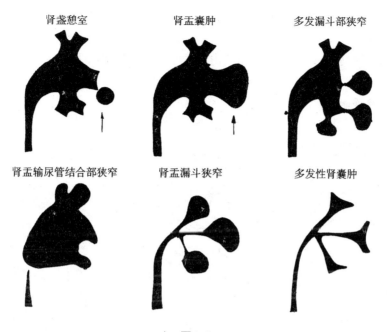

图4-3

(四)肾乳头坏死(RPN)

肾乳头坏死是一种缺血性凝固性坏死,本病累及肾椎体和髓质乳头,从不波及肾皮质。

1.病因

(1)缺血性坏死:①糖尿病;②慢性梗阻,如结石所致;③镰刀红细胞性贫血;④镇痛剂使用。

(2)感染性坏死:①结核,②真菌。

2.影像学表现

(1)乳头:①乳头增大(早期);②少量造影剂由部分坏死的肾乳头间渗入肾实质;③造影剂扩展至乳头中央部;④造影剂沿乳头周边呈弧状,称为"龙虾爪"改变;⑤坏死乳头在集合系统内所形成的充盈缺损,称为"环征";⑥组织坏死导致肾盏模糊或呈棒状。

(2)85%病人可见多个乳头受累。

(3)坏死乳头边缘钙化。

(五)髓质海绵肾(良性肾小管扩张)

本病为肾集合小管发育不良性扩张,发病原因可能与发育有关,多偶然发现于20~40岁青壮年。临床常无症状,可出现血尿,10%的病人可发生进行性肾功能衰竭。本病可位于一侧肾脏或累及双侧肾脏,有时可仅累及单个肾乳头。

1.伴发疾病

(1)偏身肥大。

(2)先天性幽门狭窄。

(3)Ehlers-Danlos综合征。

(4)其他肾异常,包括肾皮质囊肿、马蹄肾、异位肾、成人多囊肾、肾小管性酸中毒。

2.影像学表现

(1)肾 X 线造影示"毛刷"样表现(由于造影剂在扩张的集合管内所形成)。

(2)肾小管囊状扩张,一般为 1～3mm,由于太小,CT 检查难以发现。

(3)肾髓质内弥散点状钙化(钙化主要位于扩张的肾小管内)。

(六)集合系统梗阻(图 4-4)

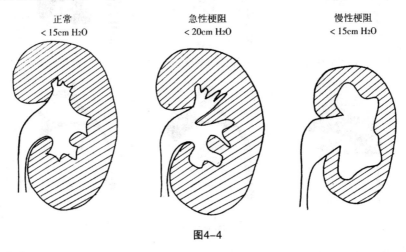

图4-4

1.常见原因

(1)结石。

(2)肿瘤。

(3)手术(结扎,水肿,凝血块)。

2.影像学表现

(1)静脉肾盂造影:

①肾脏:A 肾脏显影延迟(静脉注入造影剂后,肾脏显影峰值时间大于 30min);B 延迟显影肾脏密度高于正常肾脏;C 肾脏造影可见微细条纹影;D 肾盂、肾盏显影延迟;E 肾盏与肾实质间可见细环或新月形影(造影剂位于扩张的集合系统所致);F 慢性梗阻可导致肾实质萎缩。

②集合系统:A 穹窿角模糊;B 肾盂及输尿管扩张,蠕动减弱或消失;C 返流。

(2)超声:①发现慢性梗阻的敏感性为 90%。②发现急性梗阻的敏感性为 60%。③假阳性结果常见原因:A 肾外肾盂;B 肾盂旁囊肿;C 血管,应通过彩色多普勒加以鉴别;D 膀胱输尿管返流;E 速尿等所致尿量增加;F 梗阻解除后集合系统残存的扩张状态。④假阴性结果常见原因:A 在集合系统扩张前行超声检查;B 远端扩张。

(七)肾盂肾返流

肾盂肾返流指造影剂由集合系统向肾或肾周间隙内返流,通常由逆行造影或输尿管梗阻引起集合系统内压力增高所致。

1.肾盂肾窦返流

沿肾小盏、肾盂和输尿管返流。

2.肾盂肾小管返流

返流入终末集合管,可见细小条纹由肾乳头向外呈放射状排列。

3.肾盂间质返流

向肾实质和包膜下结构外渗,多呈不规则形。

4.肾盂淋巴返流

淋巴管扩张,呈细小不规则带状影,由肾门或肾小盏向外延伸。

5.肾盂静脉返流

造影剂进入叶间或弓形静脉,此型较为少见,因为静脉血流会很快清除造影剂,表现为肾静脉由肾门向上延伸。

八、肾损伤

1.分类(图 4-5)

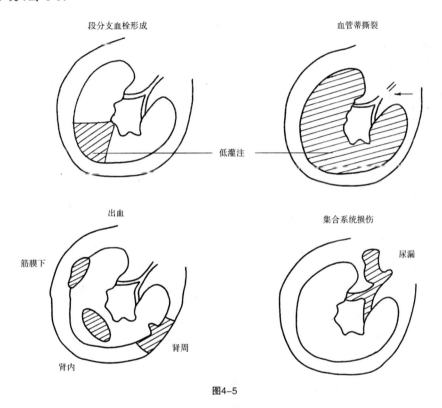

图4-5

(1)肾梗死:①段分支损伤,②血管蒂撕裂。

(2)出血(肾裂伤所致):①肾实质内,②肾实质外。

(3)集合系统撕裂。

2.引发机制

①钝伤,占 70%～80%。②穿透伤,占 20%～30%。

3.分度

(1)轻度损伤(行保守治疗),占 85%:①血肿,②挫伤,③小裂伤,④亚段肾梗死。

(2)中度损伤(近半数需手术治疗),占 10%:①尿漏;②裂伤,常伴有集合系统损伤。

(3)重度损伤(需手术治疗),占 15%:①多发肾裂伤;②血管蒂撕裂,血栓形成。

4.影像学表现

(1)出现肾周血肿时,X线平片表现为肾轮廓增大、模糊不清,腰大肌模糊。

(2)静脉肾盂造影示肾盂肾盏变形,受压移位,双肾显影可排除血管蒂撕裂。

(3)超声表现为肾体积增大,局部实质呈小片状低回声或无回声区。

(4)CT 示肾实质不均匀性低密度区,边界不清,增强后病灶区轻度或不强化。

(5)MRI 有助于出血的检出。

5.血管造影适应证

(1)腹部外伤后静脉肾盂造影肾不显影。

(2)腹部外伤后持续性血尿。

(3)高或低血压。

九、血管畸形

(一)肾静脉血栓形成

1.原因

(1)成人:主要为肿瘤,其次为肾脏疾病及其他,如肾性综合征、产后、高血凝状态等。

(2)婴儿:脱水,休克,创伤,败血症,镰刀细胞性贫血。

2.影像学表现

(1)肾静脉:①超声、CT、MRI 示血流消失。②血管腔内血栓。③近段肾静脉扩张。④肾静脉造影示肾静脉截断。

(2)肾脏:①肾体积增大。②早期水肿,超声示肾皮质低回声,当纤维化及细胞浸润时,表现为肾皮质强回声,皮髓质界限仍可见,晚期肾体积缩小,皮髓质界限消失。③静脉肾盂造影示肾脏显影延迟,肾影较淡,并可见条纹影(由造影剂在集合管内积聚所致),肾内集合系统扩展并受压。④CT 和 MRI 显示肾静脉内血栓,或仅显示肾脏增大。⑤闪烁照相术示肾灌注和分泌功能消失或延迟。

(3)慢性血栓形成:①肾脏缩小。②侧枝静脉可造成肾盂和输尿管的外压性压迹。

(二)肾梗死

肾梗死可为局灶性,呈楔形,或呈大范围累及肾前后两部分或整个肾脏,增强 CT 或静脉肾盂造影可显示由包膜小动脉所引起的边缘细线状强化影(图 4-6)。

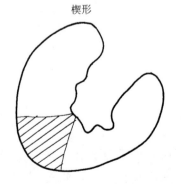
楔形

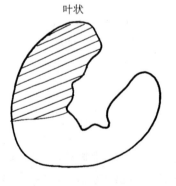
叶状

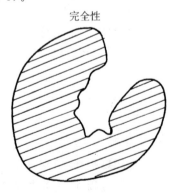
完全性

图4-6

1.原因

(1)肾血管创伤。

(2)栓塞:①心源性,如心房纤颤、心内膜炎。②置导管。

(3)血栓形成:①动脉性,②静脉性。

2.影像学表现

(1)平片示肾脏大小正常或缩小。

(2)静脉尿路造影示受累肾实质不显影。

(3)肾动脉造影示肾动脉分支完全或部分中断,有时可见栓子造成的充盈缺损。

(4)超声检查示肾实质内三角形低回声区,边界清楚,尖端指向集合系统。

(5)彩色多普勒超声动脉腔内无彩色血流。

十、肾脏移植

(一)正常肾移植

1.正常肾移植形态学表现

①肾轮廓清楚,呈椭圆形外形。②可见皮髓质界限,但不如正常肾清楚。③肾皮质回声应与肝脏回声近似。

2.移植肾功能评价

闪烁照相术可显示肾脏灌注和分泌正常;多普勒超声示阻力指数小于 0.7。

3.肾移植常见并发症

①急性肾小管坏死;②排异;③感染;④动脉或静脉闭塞;⑤尿漏;⑥尿路梗阻。

(二)急性肾小管坏死

肾移植病人易发生急性肾小管坏死及急性可恢复性肾功能衰竭,且最常发生于肾移植的前 24h 内。

1.原因

(1)肾缺血,占 60%,可由以下原因引起:①外科手术、肾移植、其他原因;②妊娠相关。

(2)肾毒素,占 40%,可由以下原因引起:①使用放射性造影剂,特别是糖尿病病人使用造影剂;②氨基苷类药物;③抗癌药物;④血红蛋白和肌红蛋白所致;⑤化学物质:器官溶解剂、氯化汞。

2.影像学表现

(1)肾脏增大且光滑。

(2)肾灌注正常。

(3)静脉注入造影剂后肾脏显影较差或不显影。

(4)肾脏造影呈持续性显影。

(5)超声表现:①肾皮质回声增强,皮髓质界限正常;②肾锥体回声增强。

(三)排异

1.影像学表现

(1)肾体积增大,但慢性排异反应时,肾体积缩小。

(2)肾皮质增厚,超声呈低回声或强回声。

(3)肾锥体增大。

(4)皮髓质界限显示不清。

(5)肾皮质和(或)肾髓质呈局灶性低回声。

(6)肾皮质回声增强。

(7)彩色多普勒示阻力指数大于 0.7。

2.与其他肾疾病比较

(1)急性肾小管坏死的肾血流正常但分泌功能降低。

(2)超急性排异时肾血流降低而分泌正常。

(3)环孢霉素中毒性肾损害与急性肾小管坏死有相似的表现,但发生于肾移植后的晚期。

(4)急性肾小管坏死很少发生于肾移植 1 个月以后。

(5)环孢霉素中毒性肾损害在肾移植后 1 个月内较少发生。

(四)血管性并发症

(1)肾静脉血栓形成:多发生于肾移植后的前 3 天。

(2)肾动脉阻塞或狭窄:吻合口狭窄应行血管成形术治疗。

(3)肾梗死。

(4)吻合口假性动脉瘤:需外科手术治疗。

(5)动静脉瘘:常由肾活检所导致,如有症状应行栓塞治疗。

(6)因水肿、狭窄、缺血、排异、外压或肾位置异常可导致输尿管膀胱吻合口梗阻。

(五)肾周积液

肾移植病人肾周积液发生率为 40%。原因如下:

1.淋巴囊肿

其中 10%～20%肾移植病人在肾移植后 1～4 个月时可发生淋巴囊肿,通常位于肾内下方,有 80%病变内可见分隔。多数淋巴囊肿不会引起严重后果,假如囊肿较大并且出现症状时或出现梗阻时,应行经皮穿刺注入四环素或聚维酮碘硬化治疗。

2.脓肿

发生于肾移植后的数周内,可同时出现局部积液、发烧。

3.尿性囊肿

发生于肾移植后的第一周内,常位于近输尿管膀胱结合部处。核医学检查常呈"冷"结节表现,可伴有肾积水。

4.血肿

超声表现为强回声,局部疼痛,红细胞压积降低。

第二节　肾上腺

一、概述

大多数肾上腺腺瘤是患者因其他指征做检查时而偶尔为 CT 所发现。但 CT 和 MRI 也用于肾上腺功能亢进的检查。

肾上腺腺瘤是体层影像学检查中,通常为 CT 和 MRI 检查中,最常见的肾上腺肿块。这些病灶中大多数含有丰富的脂质,从而 CT 平扫能显示为 CT 值小于 10HU 的低密度肿块,并在梯度回波去相位(反相位)成像可显示为信号强度降低。腺瘤还可表现为静脉注射碘对比剂强化的快速洗脱,因此能与不呈现这种表现的恶性病变相区别。

CT 和 MRI 可被用于肾上腺皮质癌的分期和发现嗜铬细胞瘤。由于肾上腺转移癌对 FDG 的高代谢,PET 检查能够区分它和腺瘤,但有些腺瘤也对示踪剂有轻度的摄取。

有些肿块,例如简单的肾上腺囊肿、肾上腺髓质脂肪瘤和急性肾上腺出血,很容易被 CT 和 MRI 发现。

在诊断肾上腺肿块中各种实用的影像学技术如下:

1.超声

超声的灵敏度很高,但对肿块的诊断没有特异性。

2.CT

(1)最常见的用来检测和鉴别肾上腺肿块的方法。

(2)测定肾上腺肿块的 CT 值是诊断富含脂质成分的肾上腺腺瘤的重要方法。

(3)对比剂增强洗脱率对于鉴别腺瘤和恶性肿瘤也十分有效。

(4)完全增强洗脱率可通过增强后 CT 值,延迟期 CT 值,平扫 CT 值以及如下公式进行计算:

$$完全增强洗脱率 = \frac{增强后\,CT\,值 - 延迟期\,CT\,值}{增强后\,CT\,值 - 平扫\,CT\,值}$$

(5)当没有 CT 平扫,仅有增强图像时,在静脉注入对比剂 15min 后可进行延迟期扫描,相对增强洗脱率计算如下:

$$相对增强洗脱率 = \frac{增强后\,CT\,值 - 延迟期\,CT\,值}{增强后\,CT\,值}$$

(6)当完全增强洗脱率大于 60%,相对增强洗脱率大于 40%时,对腺瘤诊断的特异性高于 90%。

3.MRI

(1)定性分析:肾上腺 MR 成像方案中最重要的成像序列是化学位移成像。对比正相位脉冲序列和反相位脉冲序列所获信号强度的差别,对细胞内脂质成分具有诊断性意义,肾上腺肿块的信号强度在反相位序列中有否降低可用脾脏的信号强度作为参考。

(2)定量分析:

$$信号缺失百分比 = \frac{正相位\,SI - 反相位\,SI}{正相位\,SI} \times 100$$

SI 为信号强度。

当与正相位序列比较,反相位信号强度缺失大于 16.5%时,对腺瘤诊断的特异性高于 90%。

二、Cushing 综合征(Cushing syndrome)

最常见的导致肾上腺皮质类固醇类激素增多的原因是 Cushing 病。Cushing 病多因脑垂体分泌过多的 ACTH 引起。但在整个鉴别诊断与诊断计划中,原发于肾上腺的病灶需要着重考虑。

(一)临床表现

(1)面红,颈背部及锁骨下脂肪垫,向心性肥胖,紫纹,多毛,阳痿或闭经,肌肉萎缩以及精神紊乱。

(2)高血压。

(3)高血糖。

(4)包含 Cushing 病[由于垂体腺瘤产生过多的促肾上腺皮质激素(ACTH)]和 Cushing 综合征(异位 ACTH 或原发于肾上腺疾病,导致 ACTH 依赖的糖皮质激素分泌过多)。

(5)症状和体征

1)向心性肥胖,紫纹,满月脸,多毛,水牛背,座疮。

2)高血压。

3)高血糖。

4)虚弱。

5)抑郁。

6)儿童生长迟缓或停止。

(二)实验室检查

(1)小剂量地塞米松抑制试验和尿液中可的松检查。

尿液中可的松水平未抑制或者水平提高提示 Cushing 综合征。

(2)午夜可的松水平升高提示 Cushing 综合征(午夜血浆样本或者深夜唾液样本)。

(3)一旦怀疑 Cushing 综合征,需要检测血浆中 ACTH 水平。

1)ACTH 水平正常或升高提示垂体腺瘤或异位 ACTH 分泌。

2)ACTH 水平受抑制提示由于原发于肾上腺的病灶,导致肾上腺皮质功能亢进。

(4)如果诊断为 ACTH 依赖的 Cushing 病,但在 MRI 上未发现清楚的垂体病灶,可采用促肾上腺皮质激素(CRH)刺激下的岩下窦取血法:当 ACTH 水平从中央到外周呈梯度下降时提示 Cushing 病,而没有这种梯度则提示异位 ACTH 分泌。

(二)病理生理

(1)ACTH 依赖的 Cushing 综合征很少包括大结节性肾上腺增生。

(2)着色小结节性肾上腺增生多伴 Carney 综合征(同时包括心脏黏液瘤和雀斑)。

(3)异位肾上腺组织很少能分泌可的松,最常见的异位位于腹主动脉周围。

(4)异位 ACTH 综合征多由小细胞肺癌或者良性肿瘤引起,但能导致胰腺、甲状腺、胸腺、前列腺、食管、结肠、卵巢的肿瘤以及嗜铬细胞瘤,恶性黑色素瘤。

(三)治疗

(1)外科切除是治疗生成可的松肾上腺肿瘤或生成 ACTH 肿瘤的最好治疗方法。

(2)如果脑垂体手术失败,可采用垂体放疗的方法。

(3)药物治疗可用于控制皮质醇增多症,也可用于手术治疗不理想或病灶无法手术全切的患者。

(四)影像学表现

1.肾上腺增生

(1)多见于 Cushing 综合征的患者,Conn 综合征的患者较少见。

(2)形态可以弥散也可呈结节样,多发双侧。

2.肾上腺腺瘤

(1)多小于 3cm。

(2)CT 和 MRI 上密度和信号多样。

(3)脂质丰富的腺瘤平扫时 CT 值小于 10HU。

(4)多数腺瘤的完全增强洗脱率大于 60％而相对增强洗脱率大于 40％。

(5)与同相位脉冲序列相比,在异相位中有大于 16.5％的信号强度缺失。

(6)与引起 Cushing 和 Conn 腺瘤类似,功能性和非功能性的腺瘤在影像学表现上相似。肾上腺皮质癌也能导致 Cushing 综合征。

三、原发性醛固酮增多症

(一)概述

原发性醛固酮增多症是一种相对常见而且不易确诊的疾病,约 1％的高血压患者都是因此导致的高血压。因这种状况可以被有效的治疗,故一些地方已经常规进行影像学检查。

(二)临床表现

(1)高血压伴或不伴低钾。

(2)醛固酮分泌提高,血浆肾素活性受抑制。

(3)代谢性碱中毒,相对的高钠血症。

(4)低钾引起的虚弱,多尿,感觉异常,手足抽搐,肌肉痉挛。

(5)原发性醛固酮增多症的常见亚型:醛酮腺瘤(75％)和双侧肾上腺增生(25％)。

(6)原发性醛固酮增多症的罕见亚型:单侧原发性肾上腺增生,产醛固酮肾上腺皮质癌和糖皮质激素可治疗性醛固酮增多症(与醛固酮增多症Ⅰ型类似)。

(7)症状和体征

1)高血压。

2)头痛。

3)乏力。

4)肌肉无力。

5)多尿。

6)多饮。

7)痉挛。

8)感觉异常。

9)低血钾性麻痹(少见)。

(8)实验室检查

1)低血钾。

2)高血钠。

3)代谢性碱中毒。

4)血浆醛固酮与肾素比值升高(>20)。

5)血浆醛固酮浓度升高(>15ng/dl)。

6)血清或尿液中的醛固酮水平随三聚磷酸钠或碳酸氢钠改变。

(三)治疗

(1)手术治疗可于醛酮腺瘤和单侧原发性肾上腺增生的患者。

(2)药物治疗可用于双侧肾上腺增生或不能手术的患者。

(3)手术

1)多可采用腹腔镜手术。

2)醛固酮和皮质醇的采样最好采用单侧肾上腺静脉。

①适应证

a.单侧醛酮腺瘤。

b.单侧原发性肾上腺增生。

②禁忌证

双侧肾上腺增生。

3)醛酮腺瘤术后血钾能恢复正常,但高血压多不能治愈。

4)术后 33% 的患者将有持续的轻度高血压(较术后更易控制)。

(4)药物治疗

1)螺内酯(Spironolactone,利尿剂):竞争性醛固酮拮抗剂。

2)阿米洛利(Amiloride,排钾利尿剂):排钾利尿剂。

3)其他抗高血压药物,如血管紧张素转换酶抑制剂、钙离子通道阻滞剂。

(四)影像学表现

1.肾上腺增生

多发于双侧,呈弥散或结节样。

2.肾上腺腺瘤

(1)大小多小于 2cm。

(2)多比导致 Cushing 综合征的腺瘤要小。

(3)CT 和 MRI 上表现多变。

(4)脂质丰富的腺瘤平扫时 CT 值小于 10HU。

(5)多数腺瘤的完全增强洗脱率大于 60% 而相对增强洗脱率大于 40%。

(6)与同相位脉冲序列相比,在异相位中有大于 16.5% 的信号强度缺失。

(7)与引起 Cushing 腺病和 Conn 腺瘤类似,功能性和非功能性的腺瘤在影像学表现上相似。

肾上腺皮质癌很少导致 Conn 综合征。

四、嗜铬细胞瘤

(一)概述

嗜铬细胞瘤是从肾上腺髓质发展而来的肿瘤。其典型的内分泌功能包括分泌儿茶酚胺以及伴随的儿茶酚胺综合征。这些肿瘤可为良性,亦可为恶性。

(二)临床表现

(1)短暂头痛,大汗淋漓,心悸和视野模糊。

(2)高血压,通常为持续性,伴或不伴心绞痛。

(3)姿势性心动过速和低血压。

(4)泌尿系儿茶酚胺及其代谢物升高,高代谢,高血糖。

(5)孕期早期识别是非常关键的,如果未接受治疗,半数胎儿及近半数孕妇将死亡。

(6)流行病学:

1)高血压人群发病率<0.1%。

2)5%的肿瘤于 CT 扫描时偶然发现。

3)大多数为偶发病变。

4)可与家族病相关,例如:

①MEN2A,多发神经内分泌肿瘤 2A 型。

②MEN2B。

③Recklinghausen 病。

④von Hippel-Lindau 病。

5)40% MFN2 患者表现为嗜铬细胞瘤。

6)90%的嗜铬细胞瘤患者有高血压。

7)10%原则:

①10%为良性。

②10%为家族性。

③10%为两侧病变。

④10%为多发肿瘤。

⑤10%为肾上腺外肿瘤。

8)儿童中高血压相对少见。

9)50%的儿童患者有多发肿瘤或者肾上腺外肿瘤。

(7)症状与体征

1)短暂或持续高血压。

2)心悸、头痛、多汗三联征。

3)焦虑、恐惧。

4)体重减少。

5)眩晕、恶性呕吐。

6)腹部不适、便秘、腹泻。

7)视物模糊。

8)心动过速、体位性低血压。

9)高血压性视网膜病变。

(8)实验室检查

1)高血糖。

2)血浆甲氧基肾上腺素升高。

3)24h 尿甲氧基肾上腺素和游离儿茶酚胺升高。

4)尿香草基杏仁酸(VMA)升高。

5)血浆儿茶酚胺升高。

(9)应尽量避免动脉造影或者细针穿刺,他们可诱发肾上腺危象。

(三)治疗

一旦确立生化诊断即应开始 α 受体阻滞剂治疗,以保存血容量、预防严重的危象以及允许心肌病变的恢复。

(1)β 阻滞剂通常逐渐加量,术前应用。

(2)手术

1)适应证:所有可根治切除的嗜铬细胞瘤都应手术切除。

2)禁忌证:不可根治切除的系统性疾病;术前药物准备不恰当(α 受体阻滞剂)。

(3)药物治疗

1)α 肾上腺素能受体阻滞剂,如酚苄明(phenoxybenzamine,利尿剂)。

2)其他药物包括甲基酪氨酸(metyrosine,抗高血压药),哌唑嗪(prazosin,抗高血压药)以及钙通道阻滞剂。

3)肾上腺能阻滞剂只能在仪受体阻滞剂完全吸收后再应用。

4)避免使用阿片类药物以免诱发组胺释放。

(4)预后

1)手术死亡率为 $1\%\sim2\%$。

2)轻至中度高血压可持续至术后。

3)^{131}I-MIBG 治疗对转移性及恶性嗜铬细胞瘤复发者有一定帮助。

(四)影像学表现

(1)可为等密度或低密度,实质或囊性肿块。

(2)可有钙化。

(3)较小肿瘤的 CT 值多均一。

(4)注入对比剂后常强化明显,但强化可不均匀(图 1.6)。

(5)多数完全增强洗脱率小于 60% 而相对增强洗脱率小于 40%,但洗脱率变化很大。

(6)与同相位脉冲序列相比,在异相位中有少于 16.5% 的信号强度缺失。

(7)多在 T_2 加权图像上可看到典型的"亮灯泡征"。

(8)伴随嗜铬细胞瘤的症状的很多,如多发性内分泌肿瘤(MEN2),Von Recklinghausen 神经纤维瘤病(NF1)以及 Von Hippel-Lindau 病(VHL)。

(9)嗜铬细胞瘤一般在 MIBG 核素扫描检查中呈高摄取。

五、肾上腺皮质癌

(一)概述

虽然恶性程度较低的肾上腺皮质癌确实存在,但肾上腺皮质癌是一种典型的恶性程度极高的肿瘤,而且预后较差。肿瘤的发现多因为肿瘤激素的分泌,原发灶或者转移灶的占位效应。

(二)临床表现

(1)肾上腺激素的过量分泌而产生各种临床症状。

(2)主要的临床治疗方法是尽可能彻底的手术切除原发灶和有症状的转移灶。

(3)流行病学

1)肿瘤发病率较低,美国每百万人中约有 1~2 人发病。

2)每年的新发病率少于 0.05%。

3)双峰曲线,多发于小于 5 岁的儿童以及 75 岁的成人。

4)男女发病率为 2∶1,有功能的肿瘤多发于女性。

5)左侧肾上腺的发病率高于右侧(53%∶47%),双侧发病罕见(2%)。

6)50%~60%的患者临床症状多与激素的高分泌有关(最常见的是 Cushing 综合征和男性化)。

7)女性化和单纯醛固酮分泌癌更罕见。

8)55%患者在明确诊断时已发现转移。

(4)症状

1)特定激素的分泌过剩引起的症状(皮质醇增多,男性化,女性化)。

2)触及腹部肿块。

3)腹痛。

4)疲劳,体重减轻,发热,血尿。

(三)实验室检查

(1)实验室检查结果的异常取决于肿瘤分泌激素的类型不同。

(2)尿液中皮质醇或类固醇前体升高。

(3)血清可的松失去正常的生理节律。

(4)血清促肾上腺皮质激素(ACTH)降低。

(5)地塞米松抑制试验结果异常。

(6)血清睾酮,雌二醇,醛固酮水平升高。

(四)治疗

(1)手术是唯一治疗力法可以治愈或延长生存期。

(2)因为肿瘤的易播散和脆性,以及术中切除邻近器官的可能性,不推荐进行腹腔镜手术。

(3)对于原位复发肿瘤,再次进行手术是唯一有效的治疗方法并可能延长生命。

(4)手术治疗

1)适应证:病变局限于肾上腺或仅局限转移。

2)禁忌证:肿瘤已广泛转移。

(5)药物治疗:Mitotane(米托坦,抗肾上腺素剂)可作为一种辅助疗法,能够控制 50%患者的内分泌症状,但通常不能延长生存期。

(6)预后

1)初次手术时肿瘤的分期能够预知预后。

2)中位生存期为 25 个月。

3)5 年精确生存率为 25%。

4)手术全切后的 5 年生存率为 50%。

(五)影像学表现

(1)通常确诊时肿瘤较大,多大于 6cm。

(2)由于内出血、钙化和坏死,肿块在 CT 和 MRI 上多表现为不等密度。

(3)较大的肿瘤多侵犯肾上腺静脉和下腔静脉。

六、肾上腺偶发瘤

(一)概述

因为其他症状而非肾上腺病症做检查时,偶然发现肾上腺肿瘤是很常见的。对该类患者的评估主要取决于患者的年龄和肿瘤的大小。虽然肾上腺皮质腺瘤是最常见的偶发瘤,但该类病变也包含大量各种各样的良恶性肿块以及非功能亢进的和亚临床的激素分泌活跃的肿块。

(二)临床表现

(1)在其他多样而且与肾上腺相关性不强的腹部疾病的检查中,该病的发现随着超声、CT和 MRI 的应用而增加。

(2)诊断结果包括无功能的肾上腺皮质腺瘤,功能性腺瘤,嗜铬细胞瘤伴随亚临床的激素分泌,肾上腺皮质癌。

(3)主要问题是确定该肿瘤是激素活跃性的还是恶性肿瘤,或者两者都不是。

(4)大多数简单的肾上腺囊肿,骨髓脂肪瘤和肾上腺出血仅靠影像特征即可进行鉴别。

(5)肾上腺囊肿体积可能很大。

(6)因为大多数肿瘤是非功能性腺瘤,对病情的检查应避免不必要的过程和花费。

(7)大于 5cm 的非功能性肾上腺肿瘤有较高的恶性肿瘤风险。

(8)在有恶性肿瘤治疗史的患者发现大于 3cm 的肾上腺肿块十分可能是转移。

(9)常发生肾上腺转移的原发肿瘤包括:肺、乳腺、结肠、肾细胞癌、恶性黑色素瘤、子宫以及前列腺。

(10)流行病学

1)约 1%～4%CT 检查中发现。

2)6% 随机尸检中发现。

3)发病率随年龄增加而增加。

4)大于 80% 是非功能性皮质腺瘤。

5)潜伏期的 Cushing 综合征,嗜铬细胞瘤和肾上腺皮质癌各占 5%。

6)转移癌占 2%。

7)醛酮腺瘤占 1%。

8)25% 的嗜铬细胞瘤是偶然发现的。

(三)检查和治疗

(1)完整的病史和体格检查,尤其是恶性肿瘤史,Cushing 综合征症状,高血压,男性化或者女性化。

（2）所有的患者,即使没有高血压,都需要进行血浆间甲基肾上腺素和 24h 尿液儿茶酚胺分馏检测以鉴别嗜铬细胞瘤。

（3）所有患者应进行血清皮质醇,24h 尿液皮质醇以及过夜地塞米松抑制试验。

（4）高血压患者应进行血清钾,血浆醛固酮和肾素活性检测。

（5）考虑检测脱氢表雄酮（DHEA）水平（肾上腺皮质癌的潜在标志物）。

（6）如果以上检查示肿瘤为非功能性,则肿瘤的大小以及患者的身体状况可作为决定下一步治疗的指标。

（7）如果转移不除外并且已排除嗜铬细胞瘤,CT 引导下穿刺可有效明确诊断。

（四）影像学表现

虽然最常见的是非功能性肾上腺皮质腺瘤,但功能性肿瘤,如肾上腺皮质癌和嗜铬细胞瘤,也可能表现为"偶发"的肾上腺肿块。

肾上腺腺瘤

（1）肿块多小于 3cm。

（2）CT 上表现多样。

（3）富含脂肪的腺瘤,平扫的 CT 值多小于或等于 10HU。

（4）完全增强洗脱率大于 60%,相对增强洗脱率大于 40%。

（5）与同相位脉冲序列相比,在异相位中有大于 16.5% 的信号强度缺失。

其他的肿块包括如下:

1.肾上腺囊肿

（1）单纯的囊肿在 CT 平扫时 CT 值多小于 20HU,静脉注入对比剂后不强化。

（2）T_1 呈低信号,T_2 呈高信号,没有任何软组织成分和内部强化。

（3）假性囊肿常在肾上腺出血或外伤后出现。

（4）肾上腺假性囊肿在 CT 和 MRI 上常有复杂的表现,多有继发于出血、透明血栓和曲线样钙化的分隔、血液成分、软组织成分。假性囊肿与恶性肿瘤很难鉴别。

2.肾上腺髓样脂肪瘤

（1）良性肿瘤由骨髓成分组成,如成熟的脂肪组织（脂肪）,造血组织,钙化/骨化。

（2）脂肪在 CT 图像中 CT 值为负,MR 图像中可通过对比压脂图像和未压脂图像中信号强度的抑制进行判断。

3.肾上腺出血

（1）常见双侧。

（2）好发于术后患者,外伤、败血症以及有血液病的患者和正在接受抗凝治疗的患者。

（3）如果单侧出血,多因外伤或肝移植术后（右侧）。

（4）平扫图像时呈高密度。

（5）注入对比剂后,图像与其他病灶相重叠。

4.转移瘤

（1）原发肿瘤多位于肺,乳房,胃肠道以及胰腺。

（2）肿瘤大小不一。

（3）由于一般不含细胞内脂肪，平扫中 CT 值高于 10HU。

（4）完全增强洗脱率小于 60%，相对增强洗脱率小于 40%。

（5）密度常不均匀。

（6）与同相位脉冲序列相比，在异相位中有小于 16.5% 的信号强度缺失。但原发灶为肾透明细胞癌的患者，由于病灶中可能存在脂质成分而例外。

（7）以 FDG 为示踪剂的 PET 扫描可将恶性肿瘤（转移瘤和肾上腺皮质癌）与腺瘤相鉴别。与肝脏摄取率的对比对该评估很有意义。

第三节　先天性发育异常

一、肾盂输尿管重复畸形

肾盂输尿管重复畸形又称重复肾，较为常见。发生原因有二：①有两个独立的输尿管芽。②输尿管芽过早分为两支。

肾的重复程度取决于输尿管芽分裂的程度，部分重复畸形为重复的输尿管相互汇合后开口于膀胱，完全性重复畸形的下肾盂输尿管的膀胱开口位置正常，而上肾盂输尿管开口于膀胱三角外侧之内下方。

临床常见慢性发热、尿痛等尿路感染症状，如有输尿管异位开口，则多有漏尿现象。

1.X 线静脉肾盂造影

（1）可见同一侧肾区有两套肾盏、肾盂及输尿管。

（2）两支输尿管向下走行中汇合或分别进入膀胱。

（3）下肾盂近似正常肾盂。上肾盂多萎缩变小，亦可显示肾盂积水。

（4）常见不同类型肾盂输尿管畸形。

2.CT

（1）一般不需 CT 检查。

（2）肾影较正常肾延长，增强后可见双肾盂和双输尿管。

3.MRI

（1）冠状位可较好显示肾盂输尿管畸形的解剖关系。

（2）重复肾较对侧正常肾明显增大，上肾位于下肾内前方。

（3）如上位肾扩张积水，类似巨形囊肿，表现为长 T_1、长 T_2 信号，信号强度均匀。

4.诊断、鉴别诊断及比较影像学

静脉尿路造影为重复肾畸形的最佳检查方法，可清晰显示双肾盂和双输尿管的形态及其行径。如同时有并发症存在，则 CT 及 MRI 为最佳补充手段，可确定重复肾畸形的存在，并明确区分肾积水和肾肿瘤。

二、肾缺如及额外肾

单侧肾缺如（孤立肾）是由于一侧胚胎生肾组织及输尿管芽不发育或一侧肾仅有残缺的胚

胎后肾组织所引起。临床一般无症状,多由泌尿系其他病变或偶然 X 线检查发现。

额外肾是一种少见的先天畸形,为一侧胚胎生肾组织分裂成两个,然后有分开的输尿管进入而形成两个完全分离的肾。易和双肾盂、双输尿管畸形相混淆。

额外肾可发生在一侧或两侧,一般为一个,体积较小,常发育不全,病人可无任何症状。但额外肾往往合并结石、肾盂积水等,出现相应的梗阻及感染症状。

1.X 线

(1)平片

1)孤立肾可见一侧肾影缺如,另一侧孤立肾相对增大。

2)额外肾则在一侧可看到两个肾影,对侧尚见一正常大小的肾影。

(2)静脉肾盂造影

1)肾缺如可见患侧无肾脏显影,对侧肾脏正常显影或肾盂输尿管增人。

2)额外肾如有分泌功能,同侧可显示两个肾盂、肾盏;如不显影,则需做逆行肾盂造影证实。

(3)腹主动脉或肾动脉造影

1)额外肾:动脉期及实质期均可明确额外肾之血供来源、位置、大小及数目。

2)孤立肾:肾缺如侧肾动脉往往完全缺如。

2.CT

1)额外肾:能满意地显示同一侧相互分离的肾和输尿管,对侧肾脏同时存在。

2)肾缺如:一侧肾窝内肾影缺如,对侧肾代偿肥大,或旋转不良和异位。

3)增强检查,孤立肾正常强化。

三、异位肾

胎儿期盆腔内的肾胚芽在上升过程中发生障碍或过度上升均称为异位肾。异位肾转向另一侧称交叉异位肾。多见于盆腔和骶髂部,极少位于胸腔。

异位肾常有形态改变,外形呈盘状、圆形或椭圆形等,常伴旋转不良。

临床上,无并发症时可无任何症状。低异位肾易误认为腹部及盆腔肿块,如并发感染、结石或压迫神经、血管及邻近器官,则可出现相应症状。

1.X 线(图 4-7～8)

(1)平片上,病侧肾区无肾影。盆腔见软组织肿物影,边缘光滑锐利。

(2)静脉肾盂造影见肾脏异位。异位肾肾盂变形,常合并肾旋转不良。输尿管显影,过长或过短。

(3)腹主动脉及肾动脉造影可显示异位肾的异常血供,可有多支肾动脉供血,有确诊价值。

2.CT 和 MRI(图 4-9)

(1)显示正常肾窝内肾缺如。

(2)盆部、下腹部或膈上、下见肿块影,其密度、信号及强化形式和程度均与正常肾脏相同。

3.诊断、鉴别诊断

诊断单纯异位肾的依据是影像学检查示肾区内无肾而于其他部位发现肾脏。应与肾下垂及游走肾鉴别。

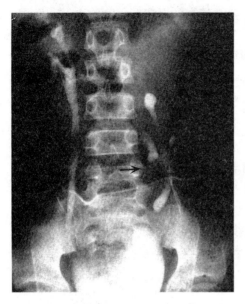

图4-7 异位肾
排泄性尿路造影示左肾位于左下腹并旋转不良

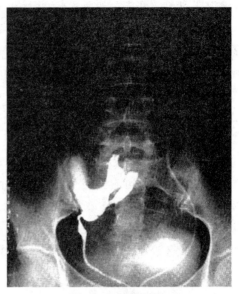

图4-8 右侧盆肾
排泄性尿路造影示右侧肾脏异位固定于右侧
盆腔,输尿管过短,肾盂变形

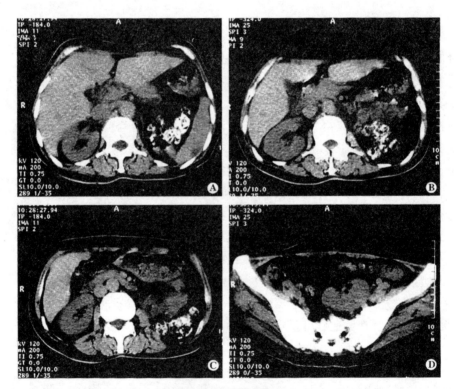

图4-9 左侧异位肾
CT 平扫(A~F)示右侧肾脏形态、大小、密度未见明显异常。左肾区肾影缺如,
为周围组织充填。左侧盆腔骶前可见一肾形软组织影,边界清楚

四、马蹄肾

肾融合畸形发生在胚胎 30 天前,两个肾原胚基早期融合。马蹄肾最为常见。两肾上极融合形成倒置马蹄肾,两肾下极融合形成马蹄肾;四极或多极融合形成盘形肾;一肾上极与另一肾下极融合形成"乙状"肾。融合肾多为异位,融合部位称为峡部,多为肾实质。

马蹄肾位置一般较低,多位于骶椎前面。因旋转不良,两侧肾盂向前方,峡部在脊椎、腹主动脉前,输尿管被峡部抬起,推向前内方,靠中线下行入膀胱。血供常有异常。肾动脉常源于髂动脉或腹主动脉分叉处,其数目、长短及粗细均有极大变异。

临床常无自觉症状,偶可有胃肠道不适及泌尿系感染、结石等症状。

1.X 线

(1)平片

1)两肾长轴略平行或斜向内侧。

2)两肾下极界限不明,过分靠近脊柱。

3)两肾低位。

4)双肾横向不能移动。

5)双侧腰大肌影不清。

(2)静脉肾盂造影

1)两肾盂、肾盏旋转不良,肾盂向前、向内或内后方。

2)两肾长轴交叉点不在上方而在肾下方。

3)肾脏异位(低位且靠近)。

4)输尿管在肾实质前外下方,下降时再向内弯曲,形如一花瓶之边缘。

5)肾盂及下肾盏靠近。

(3)腹主动脉及肾动脉造影

1)异常血供多源于髂动脉,数目、大小均变异较大。

2)实质期可显示融合之峡部,但密度较淡。

2.CT(图 4-10)

(1)两肾位置较正常明显降低。

(2)两肾上极距离可无变化,但向下逐渐靠拢,在两肾下极融合成峡部。

(3)肾脏有旋转不良,肾盂通常位于前部。

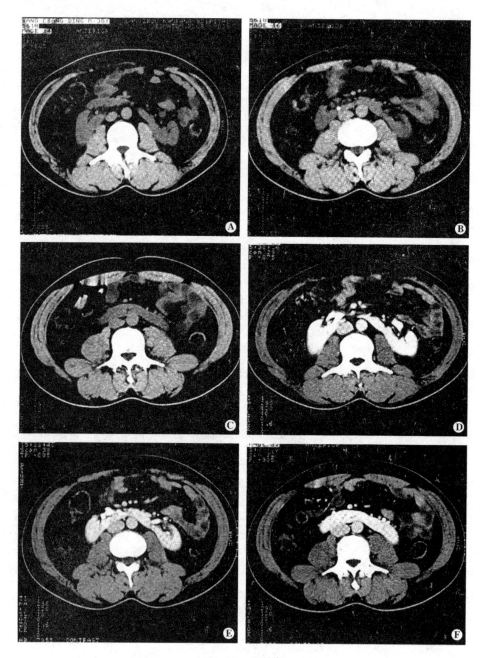

图4-10　马蹄肾

CT 平扫(A～C)示双肾位置偏低、旋转不良,自上向下逐渐靠拢,在肾下极融合成峡部;
增强扫描(D～F)双肾实质均匀强化,显示更加清楚

第五章　骨骼肌肉系统影像

第一节　先天性发育畸形

一、脊柱裂

【病理与临床】

脊柱裂为脊椎轴线上的先天畸形。主要是胚胎期发育发生障碍所致椎管闭合不全。最常见为棘突及椎板缺如,椎管向背侧开放,以骶尾部多见,颈段次之,其他部位少见。病变可涉及一个或多个椎体,可同时发生脊柱弯曲和足部的畸形。根据椎管内容物有无疝出,可将脊柱裂分为隐性和显性两类。脊柱裂常与脊髓和脊神经发育异常或其他畸形伴发。

【影像表现】

X 线表现:隐性脊柱裂分游离棘突、棘突缺如和铡刀棘突 3 种。游离棘突为棘突借助软骨或韧带与椎弓相连,在 X 线正位片显示棘突呈游离状;棘突缺如则显示椎弓中央仅存骨裂隙;而铡刀棘突表现为脊柱裂上方的棘突过度发育,或与其下方发育不全的棘突融合,端部呈杵状改变形似铡刀。显性脊柱裂因有脊膜膨出,X 线上除了棘突缺如外,局部可见密度均匀、边缘清晰的软组织影。

二、半椎体畸形

【病理与临床】

椎体的一半完全不发育,称半椎体畸形。胚胎时期,椎体由间充质形成软骨时,有两个左右对称的软骨骨化中心,若两个均不发育,则可引起椎体缺如;若其中一个发育不全,则形成半椎体畸形,常伴有脊柱侧突畸形。部分单侧椎体形成不全时,椎体出现楔形或斜方形。

【影像表现】

X 线及 CT 表现:①单纯多余半椎体:可与相邻一个或两个椎体融合,发生在胸椎时可有椎弓根及多余肋骨。②单纯楔形半椎形。③多个半椎体。④多个半椎体伴有一侧椎体融合。⑤两侧均有数量相等的半椎体,一般不引起脊柱侧突。⑥后侧半椎体:易引起后突畸形。

X 线检查应包括全脊柱正侧位 X 线片,以便估计术中可能矫正的角度。若有神经系统症状,须行 MRI 检查,以除外脊髓纵裂或栓系综合征。

三、脊椎融合畸形

【病理与临床】

脊椎融合畸形为相邻 2～3 节椎骨完全或不完全性融合,颈椎多见,颈椎有时甚至与胸椎融合,患者颈部多短缩,呈蛙颈状,不能旋转,有的患者伴有半椎体形成、肋骨分叉及脊柱明显侧突。系胚胎时期间叶的圆椎分节障碍所致。可影响两个或多个节段。可表现为颈短,发线低,颈运动受限或肩部高位。可有神经症状或伴有其他异常,如脊柱侧弯、听力障碍、先天性心脏病及泌尿系统异常等。

【影像表现】

X 线表现:椎体互相融合形式多样,可为①完全性骨性联合,受累椎体间存有椎间盘遗物,而留有椎间隙透亮影。②椎体、椎弓部联合。③椎体、椎弓的一部分骨联合。④受累椎体的前后径变短且前面凹陷,椎管矢状径可较邻近正常部分者大。⑤多个椎体融合在一起,但其总高度不变。⑥椎板及椎间孔变小。⑦脊柱侧弯畸形(图 5-1a)。

X 线平片即可确诊,CT 及 MRI(图 5-1b,图 5-1c)形态表现与 X 线片相仿。

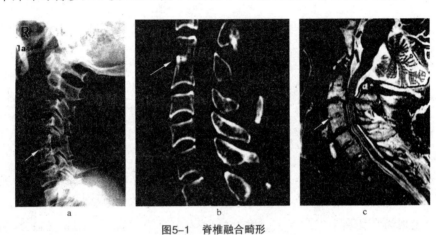

图5-1 脊椎融合畸形

X 线片颈椎侧位 (a) 示颈 5～6 椎体融合 (箭),CT 矢状面重组 (b) 示颈椎 3～4 椎体融合 (箭),
MRI 矢状面 T₂WI (c) 颈椎 3～4 (箭)

四、脊柱侧弯

【病理与临床】

脊柱侧弯分原发性和继发性,前者原因不明(50%～90%),也称特发性脊柱侧弯;后者继发于椎体及椎体周围疾病,如先天性脊椎畸形(半椎畸形常见)、小儿麻痹、胸部病变等。原发性者多见于女性,一般 6～7 岁开始发病,畸形较轻,进展缓慢。椎体二次骨化中心出现后(10岁后)侧弯畸形迅速发展,1～2 年内即可产生严重的畸形。约在骨骺愈合前一年,侧弯即停止发展。

【影像表现】

X 线表现:侧弯多发生在胸椎上部,其次为胸腰段,多凸向右侧。以脊椎一个大的侧弯及脊椎扭转,和其上或下 1～2 个相反方向的小侧弯代偿性为特征。

五、椎弓峡部不连与脊椎滑脱症

【病理与临床】

椎弓峡部不连是由于椎弓峡部先天发育不良或应力性骨折所致椎弓峡部骨不连续,也称椎弓崩裂。脊椎滑脱症广义是脊柱矢状轴因脊椎外伤或退行性变导致的前后移位,狭义是椎弓峡部不连造成的滑脱。因此,后者的诊断要点是峡部不连和椎体滑移,只有椎弓峡部不连者为脊椎滑脱症前期;无峡部不连而有椎体滑移者称为"假性脊柱滑脱症",主要是由于椎间小关节病变或椎间盘病变引起椎体向前滑动。椎弓峡部不连与脊椎滑脱症多见于 20～40 岁男性，绝大多数发生于第 5 腰椎峡部，可为单侧或双侧。

【影像表现】

1.X 线表现

腰椎正位可显示椎弓峡部病变，表现为峡部密度增高，结构紊乱。因相互重叠结构较多，正位不能直接显示峡部不连的征象。侧位片可观察椎体有无滑脱和椎弓峡部不连征象，判断滑脱程度。椎弓峡部不连：位于椎弓的上下关节突之间、为自后上斜向前下方的裂隙样骨质缺损，边缘可有硬化。裂隙两边的骨质有分离，错位。斜位对椎弓峡部缺损的观察效果优于正侧位，斜位时椎弓及附件的投影状如"猎狗"，峡部相对应的是"猎狗"颈部，不连时可见一纵行的带状透亮裂隙(图 5-2)，被称为"小狗砍头"征，边缘可有硬化。

脊椎滑脱症测量法：将椎体上缘由后向前纵分为 4 等分，根据滑脱椎体下缘与下一椎体上缘的位置将滑脱分为 4 度，第 1 等分为 I 度，第 2 等分为 II 度，依此类推(图 5-3)。

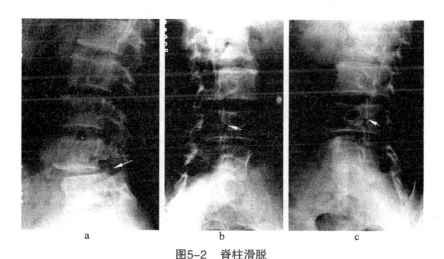

图5-2　脊柱滑脱

X 线片腰椎侧位（a）示腰 4 椎体向前 I 度滑移（箭），左右斜位（b，c）示椎弓峡部断裂（箭）

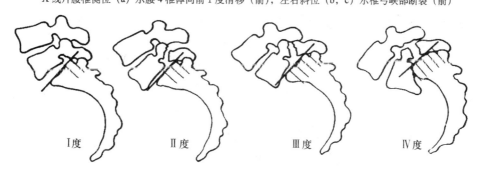

图5-3　脊椎滑脱线图

2.CT 及 MRI 表现

可清晰显示椎体滑移及椎弓峡部不连，并可准确测量椎管前后径，MRI 更可显示脊髓及脊神经受压情况。

六、马德隆畸形

【病理与临床】

马德隆畸形系桡骨下端内 1/3 软骨发育不良而造成的同一部位骨骺及骨干发育障碍性疾患。病因不明,部分患者为常染色体显性遗传,多见于女性,发病于双侧约占 75%。患者因桡骨下端外 2/3 部发育仍正常,骨骺及骨干继续生长,手与前臂呈步枪刺刀状畸形。

【影像表现】

X 线表现:桡骨变短,向外侧、背侧弯突,以远端明显,桡骨下端关节面倾斜,尺桡骨间的间隙增宽,下尺桡关节脱位,尺骨向背侧移位。

七、并指畸形

指相邻手指互相融合为一体,分软组织型和骨性融合型,为较常见的先天性畸形,常与多指(趾)或前臂(小腿)缩窄环以及同侧胸大肌发育不良或缺如等畸形合并存在。X 线平片在于区分并指是否存在骨性融合。

八、先天性髋关节脱位

【病理与临床】

先天性髋关节脱位,是小儿最常见的先天性畸形之一,后脱位多见,出生时即已存在,病变累及髋臼、股骨头、关节囊、韧带和邻近的肌肉,导致关节松弛,形成半脱位或脱位。

病因尚未明确,多数学者认为是多因素共同作用所致,包括遗传、韧带松弛、体位与机械性等因素。女性多见,约为男性的 5~10 倍。包括畸胎性脱位、新生儿髋关节不稳定、髋关节完全脱位、半脱位和髋臼发育不良 5 种类型。可单侧或双侧发病,患儿站立和行走均较晚。单侧发病表现为跛行,双侧发病则表现为左右摇摆如鸭步。患肢缩短,臀部皱纹深而多,患侧股骨头突出,髋关节外展受限。推拉患肢可使股骨头上下移动。

【影像表现】

1.X 线表现

(1)髋臼的改变:髋臼变浅,髋臼角增大。骨盆正位片上通过两侧髋臼"Y"形软骨顶点画直线,再从两髋臼外上缘分别向两侧"Y"形软骨的顶点画直线,两线交角为髋臼角。髋臼角正常值为 12°~30°,随年龄增长髋臼角逐渐变小,周岁小儿约为 23°,2 岁小儿为 20°,以后每增长 1 岁,髋臼角减小 1°,到 10 岁时为 10°,髋臼发育不良者可高达 50°~60°。

(2)股骨头的改变:股骨头向外上方移位,脱出髋臼以外,位于 Perkin 方格外上方,自两侧"Y"形软骨中央画一横线,再经髋臼外侧缘画其垂线,两侧形成的象限称 Perkin 方格,股骨头骨骺出现较健侧晚且小,股骨发育不良,较健侧纤细。

(3)Shenton 线不连续:正常 Shenton 线为一沿闭孔的上缘向外下方伸延,再沿股骨颈下面,股骨干内面的连续弧线。

(4)股骨颈的改变:股骨颈缩短,股骨前倾角增大,最高可达 90°。股骨前倾角为股骨干轴线与股骨颈轴线夹角,此角在侧位片上测量,正常小儿约为 35°,成人为 15°左右。

(5)软组织改变:正常小儿骨盆前后位片上于髋部见一密度稍高的半球形软组织影,上缘止于髋臼顶上缘,呈弓形向外下方弯曲至股骨大粗隆部,为股骨头被关节囊所包围的征象。当髋关节脱位时,半球形弓形线上方出现三角形透亮区,是由于关节纤维软骨边缘肥大所致。

其他表现:坐骨、耻骨和髂骨发育小,骨盆向健侧倾斜;高度脱位者小粗隆发育较大;病程长者,脱位的股骨头可在髋臼上方形成假关节。

2.CT 和 MRI 表现

可清晰显示股骨头移位的情况和程度、股骨头的变形、髋臼的畸形和关节间隙增宽等改变。

九、先天性马蹄内翻足

【病理与临床】

先天性马蹄内翻足在足部畸形中最常见,发病率约为 0.1%,男多于女。本病畸形明显,一出生即可发现,主要病理改变为内侧跟腱缩短、舟骨向内旋转移位、跟骨跖屈内翻、跟骨头脱位。可能与了宫内位置异常和宫内肌肉发育不良有关。畸形表现为前足内翻内收,足跟内翻,踝与距下关节跖屈呈马蹄内翻畸形。有时尚有高弓畸形。形成这些畸形的组织包括骨组织和肌肉、韧带、关节囊等软组织。

【影像表现】

X 线表现:出生后跟骨与距骨已有骨化中心,6 个月后骰骨出现骨化中心,足舟骨是最后出现骨化中心的跗骨。故可根据跟距骨的相互关系来了解足骨的关系是否正常。在正侧位片距骨和跟骨纵轴线交角之和称为距骨总指数。正常足约在 40° 以上,先天性马蹄内翻足则在 40° 以下,严重者可减少至 0°,即距跟骨平行。

十、巨趾畸形

"巨趾症",是一种非常罕见的先天性下肢肢体畸形,常在出生时或出生后不久被发现。患趾粗大,脚部畸形,行走不稳。

第二节　炎性疾病

一、骨髓炎

(一)定义

1.流行病学

骨和骨髓的感染。血源性骨髓炎的发病率在全世界范围呈逐年下降趋势,在发达国家尤其明显。医源性和外伤性骨髓炎发病率逐渐上升。病变常累及长管骨的干骺端。

2.病因、病理生理及发病机制

临床分类:

(1)急性骨髓炎。

(2)慢性(6 周以上)和亚急性(见骨脓肿)。

(3)外伤性和医源性骨髓炎。

(4)特殊类型:慢性复发性多灶性骨髓炎(CRMO),是指慢性、全身的、病因不明的一类无菌感染性骨髓炎;表现为多灶性、病程长(占所有骨髓炎的 2‰～5‰)的特点,儿童和青少年常见。

病理分类:

(1)血源性感染(如中耳炎、心绞痛)。

(2)邻近组织蔓延发生感染(如泌尿生殖系统感染)。

(3)细菌直接感染(如穿通伤、穿刺、手术)。

通常由单一的致病菌引起(葡萄球菌感染占 30%;儿童常见的致病菌是流感嗜血杆菌)。如果存在异物感染(如全关节置换后的人工假体),感染的细菌数量呈几个数量级的显著降低。

危险因素:(开放性)骨折,异物,免疫功能抑制(肿瘤、糖尿病、动脉闭塞症、免疫抑制剂使用者),血液透析,药物滥用。脓肿、死骨和窦道形成(见影像学征象)是慢性病程的起点。

(二)影像学征象

1.优选方法

X 线摄片和 MRI。

2.X 线表现

急性骨髓炎:症状出现后 14 天内 X 线无显著改变。起病后 3～5 天表现为软组织肿胀。骨质疏松:起病 1 周后出现,且直到骨密度减少 30% 时才可观察到。起病后 2～3 周表现为不规则溶骨性骨质破坏区,边界不清且周围无硬化缘。儿童起病后 5 天即可出现骨膜反应(通常为层状)。起病后 3～6 周后形成死骨。

慢性骨髓炎:骨质破坏和骨质增生硬化同时存在。表现包括死骨、包壳(内为死骨腔)、窦道形成,出现新的骨质破坏和骨膜反应提示有活动期的感染;通过 X 线造影可观察窦道的部位和范围(窦道经常是互相连通的)。

3.CT 表现

CT 是精确显示骨质破坏和死骨的最佳方法。CT 引导下活检可获得病原菌样本,是指导引流的辅助设备。

4.MRI 表现

MRI 是发现早期骨髓炎和定性诊断的首选检查手段,可准确评价骨内外累及的范围。最佳的检查序列包括 STIR、脂肪抑制 PDWI 和 T_1WI 增强序列;这些序列(不同于 T_1WI 平扫)有可能过度评价病变累及的范围;脓肿和窦道易于观察,脓肿壁和窦壁在 T_1WI 抑脂增强序列上边缘强化,而在 T_2WI 抑脂和 STIR 序列上表现为液性高信号;骨髓内病灶周围广泛性水肿。

(三)临床方面

1.典型表现

急性骨髓炎:局部出现热、红、肿、痛表现,皮肤表面形成窦口,活动受限,发热,感染指标升高。

慢性骨髓炎:实验室检查多无感染指标异常,多无全身和局部体征,常反复间断发作持续数十年,期间有病变静止期。

2.治疗选择

手术清除术为主,结合应用全身或局部抗生素。

3.病程与预后

早期诊断可有效避免发展成为慢性骨髓炎。

4.临床医生要了解的内容

确定诊断,骨和软组织的受累部位和程度,病变活动性的评价(如是否是慢性骨髓炎的复发),治疗进展,确定鉴别诊断(尤其是与恶性骨肿瘤的鉴别)。

(四)鉴别诊断

1.骨肿瘤(尤文肉瘤,骨肉瘤,嗜酸性肉芽肿),转移瘤

(1)病史和体格检查(是否有糖尿病、溃疡)及实验室检查。

(2)骨膜反应常见,但并不总是像尤文肉瘤更具侵袭性(Codman 三角和"日光放射征")。

(3)诊断困难时需进行活检。

2.外伤性病变,应力骨折外伤后改变

(1)病史。

(2)骨折线。

(3)病史。

(4)对照研究需待手术后至少9个月才有意义。

(五)要点与盲点

当 X 线平片为阴性时不能排除骨髓炎。如果患者有明确的软组织感染史,有新发的骨质破坏区,并有脓肿或死骨形成时,应考虑到骨髓炎的可能。

二、类风湿关节炎

(一)定义

1.流行病学

人群发病率约为 2%,发病高峰年龄在 30~50 岁,女性发病率是男性的 3~4 倍,本病有家族聚集性,70%以上的患者 HLA-DR4 阳性。

2.病因、病理生理及发病机制

慢性炎性疾病,主要累及滑膜;随着病变的进展,受累关节发生骨质破坏。病因复杂尚不明确,目前认为是一种针对不明抗原的细胞免疫反应性疾病;滑膜是免疫级联反应的首要靶器官,滑膜的炎性反应性增厚形成血管翳;其次累及关节囊-韧带复合体、软骨和骨组织。

(二)影像学征象

1.优选方法

X 线平片和 MRI。

2.X 线表现

病变早期 X 线平片骨质改变不明显,常为双侧、对称、多关节受累改变,好发于手指、足趾关节和腕关节。根据 Dihlmann 将病变分为三类:

(1)软组织肿胀,关节积液,滑膜炎。

(2)类风湿关节炎的伴随征象:邻关节的骨质疏松带。

(3)直接征象包括关节间隙增宽(主要由于关节积液),关节间隙的对称性狭窄间接提示关节破坏(尤其是腕骨间),骨质侵蚀的好发部位有手(第 2~5 掌指关节、指间关节、腕骨和尺骨

茎突)、足(第 2~5 跖趾关节、趾间关节);早期即可出现关节软骨下骨的破坏,继而软骨下囊性变,手指尺侧偏斜,从而形成纽孔状或天鹅颈状变形,最终发展为关节强直。

病变累及颈椎时,呈"梯状"畸形,表现为寰枢椎脱位和假性颅底内陷。

3.MRI 表现

对称性发病具有特征性(见 X 线表现;鉴别诊断:退行性改变、银屑病性关节炎、痛风性关节炎);对比增强显示出滑膜炎有助于 RA 的早期诊断、评价疾病的活动性以及在出现骨质破坏前的早期用药;当信号出现类似骨髓水肿改变时(特别是在 T_2WI 抑脂序列上)而普通 X 线无相应异常表现,提示为侵蚀前改变,具有可逆性;腱鞘炎在 T_2WI 上表现为高信号;MRI 可直接显示软骨破坏情况;动态对比增强快速成像序列(每期小于 10 秒)通过显示累及滑膜的炎症改变,提示病变的活动性。

4.核医学

进行三期骨扫描,有助于全面观察病变的分布,可在 X 线表现为阴性时提供诊断该病的信息。

5.超声表现

可观察血管翳(滑膜增厚,强回声),关节积液,观察腱鞘(有助于针对性的注射消炎药),腘窝囊肿,肌腱撕裂;能量多普勒图像有助于对血流灌注的评价(滑膜充血提示病变处于活动期)。

(三)临床方面

1.典型表现

全身症状无特殊性,关节症状表现为肿痛和活动受限("4"字试验有压痛),出现类风湿结节;晚期出现明显的骨排列不齐、关节半脱位和纤维性强直;病变反复发作缓解具有特征性;很少出现严重的全身症状,可有发热或侵犯关节外受累症状。

2.治疗选择

(1)积极有效的物理治疗(包括热疗、冷冻疗法、运动疗法、按摩疗法和理疗)。

(2)药物治疗(非甾体类抗炎药,糖皮质激素,疾病修饰药物和生物制剂替代疗法,后者可直接干扰免疫调节)。

(3)放射性关节滑膜切除术,滑膜切除术。

(4)关节置换和修复术。

3.病程与预后

预后不良因素包括:多关节受累、类风湿因子滴度高、C 反应蛋白高、血沉快;1/3 的患者数年后最终关节功能丧失;并发症的出现导致生存期缩短(如伴随肾病综合征出现的继发性肾病淀粉样变性和可能出现的肾衰竭)。

4.临床医生要了解的内容

病变的发展阶段和部位,治疗监控(治疗后关节破坏是否停止或继续发展)。

(四)鉴别诊断

1.银屑病性关节炎

(1)包括骶髂关节和整个脊柱。

（2）附着点炎。

（3）关节不对称受累更常见。

（4）骨质增生和侵蚀共存。

2.Reiter综合征

（1）非对称性少关节炎，主要累及下肢。

（2）病史：肠道/泌尿生殖系统感染。

（3）单侧骶髂关节受累。

3.手指多关节炎病

（1）远端指间关节较近端受累严重，掌指关节一般不受累。

（2）除侵蚀型（"海鸥征"），病变无侵蚀灶。

4.结缔组织病

腕部和指间关节排列不齐，但无骨质破坏。

（五）要点与盲点

类风湿关节炎易与上述鉴别诊断中的任一个混淆。

三、化脓性关节炎

（一）定义

1.流行病学

任何年龄均可发病，无性别差异，但老年人、患慢性疾病、嗜酒、免疫抑制、药物成瘾和具有关节基础性疾病患者更好发。

2.病因、病理生理及发病机制

最常见的病因为医源性感染（关节注射、外科手术、创伤），也可由于感染播散（如骨髓炎）或血源性感染。关节感染可蔓延至骨质形成骨髓炎。最常见的病原菌是葡萄球菌（占60%），其他病原菌包括假单胞杆菌、链球菌、淋病奈瑟菌、肠球菌和沙门菌；关节内趋化因子的释放导致多核白细胞迁徙至关节内；溶酶体酶、胶原酶和组织蛋白酶破坏关节囊；滑膜增生（血管翳）直接破坏关节软骨；如果治疗不及时最终形成纤维性和骨性强直。

（二）影像学征象

1.优选方法

需两个体位的X线摄片；其次是MRI。

2.X线表现

早期征象以软组织肿胀、积液为主。症状出现后10～14天，由于炎性充血导致关节周围骨质疏松，关节软骨破坏导致关节间隙迅速变窄；由于滑膜增生（血管翳形成）导致骨质侵蚀，且好发于关节"裸区"；快速的关节破坏多表现为关节承重面的骨质碎裂；常出现关节排列不齐。

3.MRI表现

有助于早期发现关节积液、脓肿形成和滑膜强化；关节构成骨反应性骨髓水肿（表现为 T_1WI 低信号、抑脂高信号、增强后有强化）；若同时伴有骨髓炎，由于信号表现相似则很难与反应性骨髓水肿鉴别。

(三)临床方面

1.典型表现

关节疼痛明显、活动受限;局部红肿、皮温升高;低热,很少寒战;实验室检查:感染指标高,关节积液微生物培养阳性。

2.治疗选择

全身应用抗生素,关节抽吸和冲洗术,对于严重的关节破坏,在控制感染后行关节置换术。

3.病程与预后

病变发展迅速,常表现为明显的关节破坏;并发症包括败血症、心内膜炎、关节畸形、纤维性或骨性强直,破坏生长板后致生长相关性畸形或骨髓炎等。

4.临床医生要了解的内容

感染征象,播散情况,关节积液、关节破坏及软骨破坏程度,除外关节退行性病变。

(四)鉴别诊断

1.关节退行性病变

(1)软骨下硬化、骨赘形成、软骨下囊肿。

(2)骨质破坏活动期常表现骨髓水肿,类似化脓性关节炎。

(3)关节抽吸术用于鉴别诊断。

(4)关节间隙均匀性狭窄。

2.类风湿关节炎

(1)囊性信号。

(2)关节破坏发生于病变晚期(病变进展缓慢)。

(3)病变类型,病史。

(4)关节积液反复出现。

3.PVNS

(1)邻近关节处的囊性灶,边缘硬化。

(2)MRI 可观察含铁血黄素沉积。

(五)要点与盲点

易与关节退行性病变混淆,因此当怀疑化脓性关节炎时需行关节抽吸术。

四、痛风(痛风性关节炎)

(一)定义

1.流行病学

尿酸盐晶体沉积在关节或关节外(如肾脏)形成的结晶性关节炎。10%的血尿酸增高的患者有关节表现(20%～25%男性患者血清尿酸水平＞6.4mg/dl,好发于较富裕人群),男女比为20:1,多发于 40 岁以上(女性为绝经后发病),60%的病例侵犯第一跖趾关节(称为足痛风),也经常侵犯踝、膝和拇指的掌指关节;40%的病例出现焦磷酸钙沉着症(CPPD)。

2.病因、病理生理及发病机制

由于尿酸的产生和排泄失衡所致。当血中尿酸浓度超过饱和溶解度,这些物质最终形成结晶体,积存于组织中;白细胞吞噬尿酸盐结晶,细胞凋亡伴有酶和导致关节破坏的细胞介质释放。

原发性(家族性)高尿酸血症:占 90%～95%,原因为酶的缺陷影响尿酸的排泄或者尿酸的过度产生,与不良饮食结构有关。

继发性高尿酸血症:病因包括肾衰竭、高嘌呤代谢物蓄积性疾病(如骨髓异常增殖症和淋巴组织增生症)、应用细胞(生长)药物和利尿剂、银屑病、激素分泌异常性疾病(如甲状旁腺功能亢进)和饮酒。

急性痛风:诱发因素包括过度饮酒、不良饮食习惯(暴饮暴食)以及心理压力。

(二)影像学征象

1.优选方法

需两个体位的 X 线摄片、超声和 MRI。

2.X 线表现

早期或急性期痛风:表现为关节周围非对称性软组织肿胀。

晚期痛风:痛风治疗不及时造成的有 4～6 年左右的潜伏期,表现为(邻)关节界限清楚的骨质侵蚀区,常伴有硬化缘,边缘突出而骨质疏松不明显;疾病发展过程中可伴有继发性关节退行性改变,邻关节无骨质减少,但可伴发软骨钙化。

痛风石:包绕尿酸结晶的炎性软组织结节,在肾损害时形成钙化。穗状痛风石:表现为刺样骨膜反应;骨样痛风石:表现为边界清楚的圆形溶骨性病变,有或无硬化缘。

3.超声表现

痛风石表现为高回声软组织结节,中心的伴有声影的回声代表结晶的存在。

4.MRI 表现

对于有未知的潜在疾病患者,MRI 有助于除外恶性病变;有助于术前更好地评价痛风石形成的程度和与邻近解剖结构的关系;痛风石信号多不均匀,T_2WI 常表现为低信号;尿酸盐结晶表现为低信号。

软组织在 T_1WI 上信号略高,在 T_2WI 上信号更高,增强后明显强化。

(三)临床方面

1.典型表现

临床分四个阶段:

(1)无症状的高尿酸血症(是最常见的痛风表现)。

(2)急性痛风。

(3)亚急性阶段(存在症状缓解期)。

(4)慢性痛风出现痛风石和不可逆的关节病变。

急性痛风:突然发病,尤其是夜间发作;常表现为剧烈疼痛的单关节关节炎,伴有关节红肿和皮温升高,全身感染症状(发热、白细胞增多和血沉加快)。

慢性痛风:表现为关节疼痛,痛风石形成,一般由于治疗不及时演变而来,目前慢性痛风临床已很少见。

2.治疗选择

(1)饮食:控制体重、低嘌呤饮食、戒酒。

（2）药物：非甾体类抗炎药和秋水仙碱用于治疗急性痛风，长期使用尿酸合成抑制药或排尿酸剂。

3.病程与预后

充分及时的预防和治疗有助于改善预后，对痛风不进行治疗或治疗不及时会导致关节和肾脏功能的慢性损害。

4.临床医生要了解的内容

关节病变的严重程度，对于可疑病例需明确诊断。

（四）鉴别诊断

1.假痛风

（1）滑膜渗出液的分析。

（2）无尿酸升高。

（3）一般无骨质破坏。

2.急性单关节炎/寡关节炎

（1）临床表现，无尿酸升高。

（2）血清阴性脊柱关节病，骨膜炎和骨质沉积。

（3）骨质侵蚀多边界不清。

3.活动性骨性关节炎（第一跖趾关节）

（1）无骨质侵蚀改变。

（2）显著的软组织肿胀少见。

（五）要点与盲点

易被误诊为活动性骨性关节炎或急性单关节炎。

五、强直性脊柱炎

（一）定义

同义词：Bekhterev 病/别赫捷列夫病。

1.流行病学

占发病年龄为 16～45 岁的人群的 0.2%～0.3%，男女之比为 7：1。

2.病因、病理生理及发病机制

属于血清阴性关节炎，具有遗传倾向，HLA-B27 常为阳性。

（二）影像学征象

1.优选方法

X 线平片，MRI 对于发现早期病变佳。

2.特征性表现

韧带骨赘形成、竹节椎、椎体前缘正常的凹陷消失、骶髂关节炎。

3.X 线/CT 表现

（1）脊柱：病变累及顺序为：罗曼努斯病变即椎体前缘脊柱炎：椎间盘连接结构发生的骨炎和椎体前缘骨质侵蚀，而椎体附件受累少见（边缘型脊柱炎）；方形椎（由于沿椎体前缘的骨炎导致椎体前缘失去正常凹陷形成）；韧带骨赘（纤维环骨化形成）；亮角：罗曼努斯病变硬化愈合的表现;安德森病变:椎间盘炎性或非炎性病变;椎骨骨质疏松并伴有椎间盘的含气样变;病变晚期发展成"竹节椎":由于纤维环、前后纵韧带、棘上韧带、椎间韧带、关节面、关节囊和黄韧带的骨化所致;椎间盘钙化;并发症包括:横行骨折横贯椎体或椎间盘和椎体附件(导致椎体不稳定,有截瘫的风险!);常发展为假关节炎;肋椎关节的强直性改变会限制呼吸。

(2)骶髂关节:炎性骨质破坏改变,表现为关节面模糊、侵蚀,反应性骨质硬化明显,后期形成强直。

(3)跟骨:跟骨后滑囊炎,跟腱附着处的骨质破坏并少许骨膜炎。

(4)外周关节炎:发病率占 40%,常好发于膝、髋和肩关节;影像学表现类似其他慢性多发性关节炎。

4.MRI 表现

可早期发现骶髂关节和脊柱的炎症改变;骶髂关节附近的骨髓水肿在抑脂序列表现为高信号,增强后局部强化;关节盘炎表现为关节间隙内液性信号;椎体前缘脊柱炎表现为沿椎体前缘的炎性水肿。

(三)临床方面

1.典型表现

主要症状为夜间后背痛和晨僵的表现(骶髂关节炎),还出现脊柱僵直。关节外症状包括:虹膜睫状体炎(占 30%~50%)、心脏疾病、肺纤维化和结肠炎。

2.治疗选择

物理治疗为主,也可使用不含类固醇的抗风湿药、糖皮质激素类药物和免疫抑制剂。

3.病程与预后

属慢性疾病可迁延数十年,病情严重程度不一,脊柱的僵硬可以伴有活动明显受限和后期出现的并发症。

4.临床医生要了解的内容

诊断骶髂关节炎的依据,脊柱受累的程度、骨折与否以及寰枢椎不稳。

(四)鉴别诊断

1.Reiter 综合征

常为单侧受累,粗糙的韧带骨赘样改变。

2.银屑病性关节炎

典型的皮肤改变,外周关节受累,粗糙的韧带骨赘样改变。

3.类风湿关节炎

(1)手足为关节炎的典型受累部位。

(2)无韧带骨赘。

(3)颈椎受累时形成"梯状"畸形,脊柱棘突的骨质侵蚀。

4.弥漫性特发性骨质增生症(DISH)

(1)保留椎间隙的巨大的骨桥样骨赘形成。

(2)无骶髂关节炎。

(五)要点与盲点

早期发现病变困难,易误诊为退行性改变。

第三节 结核性疾病

骨与关节结核多继发于肺结核,好发于儿童和青年。以脊椎结核发生率最高,其次为关节结核。结核杆菌经血行到骨,易停留在血管丰富的椎体、短管状骨、骨骺及干骺端松质骨内和负重大、活动较多的髋、膝关节等关节而发病。

一、脊柱结核

脊柱结核是最常见的骨关节结核,发病部位以腰椎最多,其次为胸椎,少数病例可间隔多段发病。

【病理与临床】

按照最先发生骨质破坏的部位,分为椎体结核和附件结核,椎体结核又分为中心型、边缘型和韧带下型。约 90%的脊柱结核发生在椎体,单纯附件结核少见。临床上,大多数患者发病隐匿,病程缓慢,症状较轻。全身症状可有低热,食欲差和乏力。局部脊柱活动受限,颈、背、腰疼痛或脊椎后突畸形,以及出现附近冷脓肿和脊髓受累症状。

【影像表现】

1.X 线表现

(1)骨质破坏:①中央型多见于胸椎,椎体内骨质破坏,椎体可塌陷变扁或呈楔形;②边缘型为椎体的上下缘局部骨质首先破坏,再向椎体和椎间盘侵蚀蔓延,使椎间隙变窄;③韧带下型主要见于胸椎,病变在前纵韧带下扩展,椎体前缘骨质破坏;④附件型较为少见,以脊椎附件骨质破坏为主,累及突关节时常跨越关节。

(2)椎间隙变窄或消失:由于结核病变易引起软骨板破坏而侵入椎间盘,使椎间盘破坏,相邻椎体互相融合,为诊断脊柱结核的重要依据。

(3)脊柱后突畸形:多见于胸椎结核,因病变累及多个椎体及椎体压缩变形所致。

(4)冷脓肿形成:脊柱结核易侵入周围软组织形成干酪性脓肿称为冷脓肿。颈椎椎前脓肿为椎前软组织影增宽,胸椎椎旁脓肿为椎旁梭形软组织肿胀,腰椎形成腰大肌脓肿为腰大肌轮廓不清或呈弧形突出。长期的冷性脓肿可有不规则形钙化。

(5)死骨:较少见。在中央型结核时,有时可以看到砂粒状死骨。

2.CT 表现

显示椎体及附件的骨质破坏、死骨、病理骨折碎片和椎旁脓肿优于 X 线,特别是较隐蔽和较小的骨质破坏,有助于了解脓肿位置及大小,与周围血管、组织器官的关系以及突入椎管内的情况(图 5-4)。

3.MRI 表现

MRI 目前已被公认为诊断脊柱结核最有效的检查方法。MRI 可早期发现病灶,多平面成像有利于观察脊柱和椎间盘细微的病理变化、病变范围及椎管侵犯情况。脊柱结核的椎体和

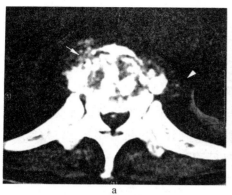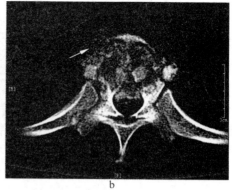

图5-4　胸椎结核

CT横断面扫描椎体骨质破坏,可见砂粒状死骨(箭),椎旁软组织肿胀(箭头)

间盘骨质破坏在T_1WI多呈较低信号,T_2WI多呈混杂的高信号,增强检查呈不均匀强化。冷脓肿在T_1WI呈低信号,T_2WI多为混杂高信号(图5-5),增强后脓肿壁可呈环形强化,壁薄且均匀的强化是其特点。

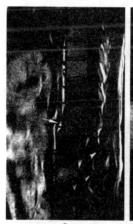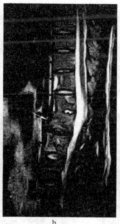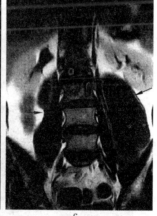

图5-5　胸椎结核

MR矢状面T_2WI(a)腰1～4多个椎体呈不规则低信号,腰1～3椎间隙狭窄,腰3椎体变扁(箭),矢状面T_2WI呈不均匀高信号,冠状面T_2WI腰大肌旁梭形低信号冷脓肿形成(箭)

【鉴别诊断】

1.转移瘤

多有恶性肿瘤病史,椎体附件易受累,多累及数个跳跃性椎体,很少累及关节软骨及椎间盘,使椎间隙变窄。

2.椎体压缩性骨折

多有外伤史、骨质疏松病史,多累及单个椎体,呈楔状变形,无椎间隙变窄,无冷脓肿。

二、管状骨结核

管状骨结核包括长骨结核和短骨结核。长骨结核以骨骺、干骺端结核最为多见。短骨结核好发于近节指(趾)骨。

【病理与临床】

病理改变为骨质不规则破坏,活动期破坏区周围无增生硬化,干骺端结核可突破骺板侵犯骨骺,邻近关节病灶常侵入关节形成关节结核。结核灶内出现死骨为砂粒状,周围出现的骨膜反应多较轻微。结核灶可形成窦道在软组织内形成冷脓肿。愈合期病灶缩小,周围修复可见骨质增生硬化。临床上骨骺、干骺端结核起病缓慢,多见于股骨上端、尺骨近端及桡骨远端,其次为胫骨上端、肱骨远端及股骨下端,多为单发,发病初期,邻近关节活动受限,酸痛不适,负重、活动后加重,局部肿胀,功能障碍。实验室检查常有红细胞沉降率增快。短管骨骨干结核也称结核性指(趾)骨炎或骨气鼓,多见于 5 岁以下儿童。病变常为双侧多发,好发于近节指(趾)骨。可有肿胀等轻微症状,本病大多可自愈,偶有破溃形成窦道。

【影像表现】

1.X 线表现

(1)骨骺、干骺端结核:分为中心型和边缘型,中心型多见。①中心型早期表现为骨骺、干骺端局限性骨质疏松,随后出现一局限性、类圆形及不规则的骨质破坏区;可跨越骨骺线,其中可见不规则砂粒状死骨,病灶周围无明显骨质增生,骨膜反应轻微(图 5-6)。②边缘型病灶多见于骺板愈合后的骺端,特别是长管状骨的骨突处,早期表现为局部骨皮质破坏,病灶进展,可形成不规则的骨质缺损,可伴有薄层硬化边缘,周围软组织肿胀。

(2)短管状骨结核:常累及多指和多骨,早期软组织肿胀,局部骨质疏松,骨干出现圆形或卵圆形囊状骨质破坏,病灶多位于骨中央,长轴与骨干平行,内见粗大而不整的骨嵴,边缘清楚,可有轻度骨硬化,并可见层状骨膜新生骨。骨皮质变薄,骨干膨胀,称"骨气鼓"(图 5-7)。

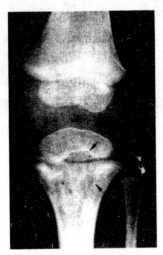

图5-6 骨骺、干骺端结核

X 线平片,膝关节正位示骨骺、干骺端见不规则、半圆形骨破坏(箭)

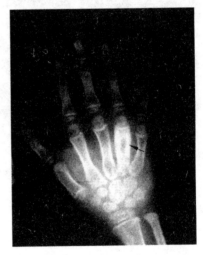

图5-7 短骨骨结核

X 线平片,左手正位示左第 4 掌骨囊状膨胀性骨破坏(箭)

2.CT 表现

CT 能进一步显示低密度的骨质破坏区,并可发现较小的死骨和周围软组织改变。

3.MRI 表现

骨质破坏区在 T_1WI 呈低信号,T_2WI 呈高信号。MRI 对观察周围软组织改变优于 CT,

但对死骨的显示不如 CT。

【鉴别诊断】

1.骨囊肿

骨骺、干骺端结核需与骨囊肿鉴别,后者好发于骨干或干骺端,为囊状膨胀性骨破坏,长轴与骨干一致,边缘清晰,破坏区内无死骨。

2.慢性骨脓肿

骨骺、干骺端结核应与慢性骨脓肿鉴别,后者多不跨越骨骺线,有明显骨质增生硬化。

3.内生性软骨瘤

短骨结核需与内生性软骨瘤鉴别,后者好发干骺端或骨干,偏心性膨胀生长,肿瘤内可见钙化,无骨膜反应。

三、关节结核

关节结核以髋和膝关节常见,按发病部位分为骨型和滑膜型。

【病理与临床】

骨型关节结核先为骨骺、干骺端结核,然后蔓延至关节,侵犯滑膜,渗出液较多时关节间隙增宽;继之出现关节边缘局限性骨侵蚀,之后破坏全关节。关节间隙变窄,可合并关节脱位。滑膜型关节结核为结核菌首先侵犯滑膜,表现为滑膜明显肿胀充血,表面有纤维素性渗出物或干酪样坏死物覆盖。晚期纤维组织增生致滑膜增厚,关节渗出液中常缺少蛋白溶解酶,较晚才破坏关节软骨及骨端。

临床上,多数患者发病缓慢,症状较轻。活动期可有自汗、低热、乏力、食欲减退、消瘦,关节局部疼痛、肿胀,活动受限。

【影像表现】

1.X 线表现

(1)骨型关节结核:在骨骺、干骺结核的基础上,出现关节周围软组织肿胀,关节骨质破坏,首先发生在关节非承重关节边缘部分,关节间隙不对称性狭窄,骨端骨质疏松,关节周围形成冷脓肿,局部肿胀,层次模糊,可穿破皮肤形成窦道。

(2)滑膜型关节结核:早期表现为关节囊和周围软组织肿胀,密度增高,关节间隙正常或增宽,邻近骨质疏松,诊断比较困难。病程发展缓慢,上述改变可持续数月至 1 年以上。关节的各骨随着病变发展,出现关节面的虫蚀样骨质破坏,关节间隙变窄,多为不对称狭窄,可伴有关节脱位或半脱位。

关节结核晚期,随着病变修复,关节面及骨破坏边缘出现增生硬化;重者病变愈合后产生关节强直,多为骨性强直。

2.CT 表现

可清楚显示关节囊增厚、积液以及周围软组织肿胀,骨性关节面有虫蚀样骨质缺损,关节周围的冷脓肿表现为低密度。增强检查,关节囊和脓肿壁可见强化。

3.MRI 表现

全面显示关节结构的病理改变如关节积液、滑膜肿胀充血、结核肉芽组织、软骨及软骨下骨破坏和关节周围脓肿等。关节囊内积液表现为 T_1WI 低信号、T_2WI 高信号;关节面骨皮质低信号缺损;冷脓肿表现为 T_1WI 低信号,T_2WI 高信号。

【鉴别诊断】

主要与化脓性关节炎鉴别,后者起病急,症状重且体征明显,病变进展快,关节软骨破坏早,关节间隙常对称性狭窄,骨破坏为关节承重面,骨质疏松不明显。

第四节　代谢性疾病

一、骨质疏松

(一)定义

1.流行病学

世界范围内 1/3 的女性和 1/8 的男性患有骨质疏松。男女比例为 1∶3。

2.病因、病理生理及发病机制

属全身性骨疾病。骨质密度减低,骨的微观结构异常,导致骨折的风险增加。

1 型:绝经后骨质疏松,由于雌激素和睾(甾)酮的缺乏所致。

2 型:老年性骨质疏松(70 岁以上)。

3 型:继发性骨质疏松,由于使用药物(如肾上腺皮质激素、苯妥英)或某些导致骨质丢失的疾病(如库欣综合征、甲状旁腺功能亢进、甲状腺功能亢进、性腺功能减退、肠道营养吸收障碍、多发性骨髓瘤)。

(二)影像学征象

1.优选方法

双能 X 线吸收测定术(DXA)或能量 CT(QCT)。

2.特殊征象

X 线平片示透光度增加,椎体呈鳕鱼样或楔形变,不全骨折,DXA 可进行测量。

3.X 线表现

透光度增加,股骨颈处张力性和压缩性骨小梁减少,镜框式椎体;总体说来,只有骨量减少30%～50%时,X 线平片才能观察到,所以骨密度扫描(DXA,QCT)对于早期诊断有价值。

4.骨密度表现(DXA)

骨密度作为表观值,在腰 1～4 和股骨颈处测量克/平方厘米;参考特定年龄和特定性别的正常人群测值,将其转换成 T 评分和 Z 评分。

(1)T 评分是将患者与健康青年人群(30 岁)进行比较。

(2)Z 评分是将患者与同年龄组的健康人群进行比较。

对于 T 评分世界卫生组织(WHO)骨质疏松(1994)标准为:

(1)正常骨密度:T 评分-1SD 以上(标准差)。

(2)骨量减少:T 评分在-1SD 和-2.5SD 间。

(3)骨质疏松:T 评分小于-2.5SD。

(4)严重骨质疏松:已经发生骨折。

DXA 的应用指征:X 线平片高度怀疑骨质疏松,桡骨远端骨折,股骨颈骨折,椎体骨折但无外伤或伴有轻微外伤,应用可的松,家族史,吸烟史。

5.骨密度表现(QCT)

测量的是腰 1~3 椎体骨的体积(单位:毫克/毫升);QCT 可作为 DXA 的替代手段,WHO 骨质疏松的诊断标准尚不适用于 QCT。

(1)正常骨密度:钙羟磷灰石>120mg/ml。

(2)骨量减少:钙羟磷灰石在 80~120mg/ml。

(3)骨质疏松:钙羟磷灰石<80mg/ml。

6.定量超声表现

不能量化骨密度,也不能替代 DXA 或 QCT 检查。在任何情况下 DXA 是被推荐的首先诊断手段。

(三)临床方面

1.典型表现

病变早期临床无明显症状,首发症状通常是骨质疏松性骨折;早期发现病变非常重要,典型伴有骨质疏松的骨折包括桡骨远端骨折、椎体骨折和股骨颈骨折。

2.治疗选择

骨量减少的治疗包括钙和维生素 D 治疗法,包括饮食方面多吃含钙和维生素 D 多的食物,多运动;二磷酸盐可用于骨质疏松的治疗。

3.病程与预后

骨折后,发生再次骨折的风险增加了 13 倍;病变早期发现则预后佳;二磷酸盐可降低 2 年后发生骨折的概率约达 50%~70%。

4.临床医生要了解的内容

骨折,WHO 诊断标准(T-评分),继发性骨质疏松的表现,骨质软化。

(四)鉴别诊断

1.骨质软化

(1)骨小梁模糊。

(2)骨质透亮带(垂直于骨皮质的透亮带/不全骨折)。

(3)发生在手部的骨膜下和软骨下的骨吸收。

2.肾性骨营养不良

(1)骨皮质分层状改变(纵向)。

(2)甲状旁腺激素(PTH)水平增高。

(3)边界清楚的溶骨性骨病变。

3.转移瘤

(1)MRI 利于鉴别诊断。

(2)局灶性溶骨性病变或弥漫性骨质疏松。

4.多发性骨髓瘤

MRI 利于鉴别诊断

(五)要点与盲点

DXA 假阴性表现为:例如对于主动脉硬化、脊椎骨关节炎、脊椎小关节炎或骨瘤的患者,相关的伪影提高了骨密度的评分。对于既往存在骨折的椎体,测量前即应排除在外;将多发性骨髓瘤误诊为骨质疏松(当怀疑是骨髓瘤时采用电泳法)。

二、佝偻病

(一)定义

1.流行病学

以往多发生在低收入阶层的儿童中,现在已很少见,男女比例为 1∶2。

2.病因、病理生理及发病机制

由于生长过程中维生素 D 缺乏导致了骨质的矿化不足,组织学显示以非钙化的骨样组织为主。

首先维生素 D 经由肝脏产生(7-脱氢胆固醇),转运到皮肤通过紫外线照射转变成维生素 D_3,在肝和肾内的两次羟基化从而形成 1,25-二羟胆钙化(固)醇(激活的维生素 D)。病因包括营养不良,日光照射不足,肾脏内 X-染色体羟基化缺乏,骨内终末器官抑制,磷酸盐性多尿症(是由于近曲肾小管磷酸盐吸收异常),吸收障碍(肠道疾病、囊性纤维化),抗癫痫药的使用。

(二)影像学征象

1.优选方法

常规 X 线平片。

2.特殊征象

干骺端边缘呈杯样、紊乱的模糊样改变(尤其是在桡骨远端),骺板增宽,四肢呈弓形畸形。

3.X 线表现

在生长快速骨骼的生长板更明显,如尺骨远端和膝关节组成骨的干骺端;由于低矿化导致透光度增加,骺板加宽、干骺端呈杯样改变、边缘模糊,肋软骨关节增宽("串珠肋");生长迟缓;长管状骨弓状畸形;脊柱侧弯;三叶草形骨盆(畸形、压缩改变);颅底内陷;股骨头骨骺滑脱。

(三)临床方面

1.典型表现

不成比例的身材矮小(躯干长、四肢短小)、串珠肋、颅骨软化、罗网腿、脊柱侧凸、肌力减低、抽筋、易患感染等,实验室检查示低钙血症和低磷血症。

2.治疗选择

对因治疗:紫外线照射疗法;维生素 D_3、钙补充疗法;由于乳汁内仅含有少量的维生素 D,对于完全母乳喂养的婴儿需采用替代疗法。

3.病程与预后

早期出现影像学改变常是可逆的。

4.临床医生要了解的内容

典型佝偻病的改变,弓状畸形,骨折。

(四)鉴别诊断

坏血病(维生素 C 缺乏)

（1）干骺端的硬化线，边缘伴有一透亮线。

（2）骨骺处的硬化环（Wimberger征）。

（3）干骺端的刺状改变

（五）要点与盲点

表现常比较典型，由于比较少见，故鉴别诊断时常被忽略。

三、骨软化症

（一）定义

1.流行病学

维生素D_3缺乏的老年患者常见，一项研究发现约60%的股骨颈骨折患者维生素D缺乏。

2.病因、病理生理及发病机制

由于维生素D_3的缺乏导致成年人中骨的矿化异常，缺乏导致过多的非钙化骨和病理性骨样组织的存在。

维生素D缺乏：骨同化不全征，饮食缺乏，紫外线日光照射不足。

维生素D代谢异常，例如肝肾功能不全。

非维生素D依赖性继发性骨质软化症，表现在肾小管病变中（磷酸盐性糖尿病、肾小管酸中毒），磷酸酶的缺乏。

副肿瘤性的，与间叶组织来源的软组织肿瘤相关（磷酸盐尿）。

维生素D_3缺乏导致钙沉积减少，从而引起继发性甲状旁腺功能亢进，这又反过来引起骨的脆性增加，最终导致骨量的丢失，在儿童为佝偻病，在成年人为骨质软化症。

（二）影像学征象

1.优选方法

常规X平片包括胸腰椎（侧位）、股骨和骨盆。

2.特殊征象

疏松的低密度区，骨结构模糊，透光度增加。

3.X线表现

骨的透光度增加，骨小梁不清楚（模糊、磨玻璃改变，代表非钙化骨样组织）；小管状骨骨皮质分层（非特征性）；晚期出现骨畸形是骨量静态的缺乏征象之一；三叶草形骨盆伴有髋臼前凸；脊柱后侧凸；钟形胸；长骨的弓状畸形。

疏松低密度区：骨皮质区狭窄的横行透亮线（常伴有因压力所致的骨皮质不全骨折），无融合征象，典型的好发部位包括：股骨、肩胛骨、肋骨、耻骨和坐骨结节；若出现多发的低密度区被认为是米尔克曼综合征。

（三）临床方面

1.典型表现

全身广泛性的骨的钝痛（由于骨畸形导致的骨膜膨胀性疼痛），尤其是骨骼承重部位如腰椎、骨盆和大腿，有压痛，疼痛，出现血钙减少的症状如手足抽搐和肌力减退；典型的实验室检查：低磷血症，碱性磷酸酶升高，维生素D水平降低。

2.治疗选择

维生素 D₃ 和钙的替代疗法(每日 1000～1500mg),治疗潜在疾病(肾或肝脏功能不全)。

3.病程与预后

通过维生素 D 替代疗法有良好的预后,经治疗骨样组织逐渐矿化。

4.临床医生要了解的内容

疏松透亮带,骨质的矿化(是否是骨质减少),骨折,骨骼畸形。

(四)鉴别诊断

1.骨质疏松

(1)无低密度带。

(2)透光度增加,但骨结构清晰。

2.原发性甲状旁腺功能亢进

(1)手骨膜下骨吸收。

(2)棕色瘤。

(3)骨量减少,但骨结构清晰。

四、甲状旁腺功能亢进

(一)定义

同义词:囊性纤维性骨炎(Von Recklinghausen 病)。

1.流行病学

发病率为 4/100000,男女比例为 1:2。

2.病因、病理生理及发病机制

原发性甲状旁腺功能亢进:由于自发性甲状旁腺功能亢进(85% 为单发,15% 为多发腺瘤)、增生或癌所致;多发内分泌性瘤(MEN1 或 MEN2)常具有家族史;自发性甲状旁腺激素分泌过多,导致骨内钙过度吸收。

继发性甲状旁腺功能亢进:由于缺乏维生素 D₃ 导致长期低钙血症,如慢性肾功不全或吸收障碍;甲状旁腺增生。

三期甲状旁腺功能亢进:是继发性甲状旁腺功能亢进出现自发性甲状旁腺腺瘤的进一步发展。

(二)影像学征象

1.优选方法

常规 X 线平片(尤其是手部)。

2.特殊征象

手部的典型改变为指桡侧的骨膜下骨吸收;此外有骨皮质分层和棕色瘤。

3.X 线表现

骨质断裂的征象伴随骨质疏松。

(1)骨膜下骨吸收:骨表面皮质不规则的缺损,主要累及指骨的桡侧,还包括股骨颈、股骨近端、胫骨近端、肋骨、沿关节面下(肩锁关节、胸锁关节、骶髂关节、耻骨联合)。

(2)皮质内骨吸收:手指骨皮质的分层/磨损,常位于机械压力作用点处肌腱下的骨吸收

（如膝盖骨、跟骨）。

（3）软骨下骨吸收：软骨下骨性关节面变薄。

（4）棕色瘤：骨的局限性溶骨性骨质破坏区（尤其是在颜面骨、骨盆、肋骨和股骨）。

（5）软骨钙质沉着病：邻近椎体终板处不透 X 线的骨质硬化带。

（6）经治疗后骨吸收可恢复，棕色瘤钙化，多年后被层状骨替代。

4.MRI 表现

棕色瘤：T_2WI 抑脂序列示局灶性等液体信号结构，出血后可出现液-液平面。

（三）临床方面

1.典型表现

便于记忆：stones（肾结石），bones（骨质改变），groans（胃溃疡）。

2.治疗选择

原发性甲状旁腺亢进：切除。继发性甲状旁腺亢进：维生素 D 治疗。

3.病程与预后

可治愈。

4.临床医生要了解的内容

甲状旁腺亢进的典型征象。与类风湿关节炎鉴别诊断。

（四）鉴别诊断

1.类风湿关节炎

（1）首先累及指间关节和掌指关节。

（2）关节间隙变窄。

（3）软骨下侵蚀。

（4）滑膜炎（MRI）。

2.强直性脊柱炎

（1）骶髂关节骨质破坏、硬化混合存在。

（2）脊柱韧带骨化、骨性融合。

3.骨质疏松

无骨膜下吸收等特征表现。

（五）要点与盲点

误诊为骨质疏松。

参 考 文 献

1.赵云,任伯绪.医学影像解剖学(第 2 版).北京:科学出版社,2016

2.金征宇,龚启勇,医学影像学.北京:人民卫生出版社,2015

3.王骏.医学影像后处理技术.南京:东南大学出版社,2015

4.余建明.实用医学影像技术.北京:人民卫生出版社,2015

5.夏瑞明,刘林祥.医学影像诊断学(第 3 版).北京:人民卫生出版社,2015

6.王道清.医学影像学(第 7 版).北京:第四军医大学出版社,2013

7.刘惠.医学影像和医学图像处理.北京:电子工业出版社,2013

8.张云亭.医学影像检查技术(第 3 版).北京:人民卫生出版社,2010

9.吉强.医学影像物理学.北京:人民卫生出版社,2010

10.(德)德纳特 原著,梁长虹,曾辉.医学影像学诊断与鉴别诊断(第 6 版).北京:人民军医出版社,2013

11.王芳军.影像学.北京:人民卫生出版社,2012

12.刘成玉.临床检验基础.北京:人民卫生出版社,2012

13.刘馨,关有良,刘洪新.医学检验的临床分析.北京:人民军医出版社,2011

14.徐霖,罗杰,陈平有.实用医学影像学手册.北京:华中科技大学出版社,2015

15.白人驹.医学影像诊断学.北京:人民卫生出版社,2010

16.李宏军.实用传染病影像学.北京:人民卫生出版社,2014

17.丁建平,王霄英.医学影像学读片诊断图谱.北京:人民卫生出版社,2013

18.章伟敏.医学影像技术学 MR 检查技术卷.北京:人民卫生出版社,2014

19.王振宇.人体断面与影像解剖学.北京:人民卫生出版社,2010

20.刘爱莲.格-艾放射诊断学精要.北京:人民军医出版社,2015

21.刘士远,陈起航,吴宁.实用胸部影像诊断学.北京:人民军医出版社,2012

22.姜玉新.医学超声影像学.北京:人民卫生出版社,2010

23.黄仲奎,龙莉玲,李文美.医学影像检查操作技术.北京:人民军医出版社,2009

24.王振常.中华影像医学.北京:人民卫生出版社,2011

25.黄进.急腹症影像学(第 2 版).北京:人民卫生出版社,2012

26.周诚.中华临床医学影像学泌尿生殖分册.北京:北京大学出版社,2016